养生茶饮大全

于　佳◎编著

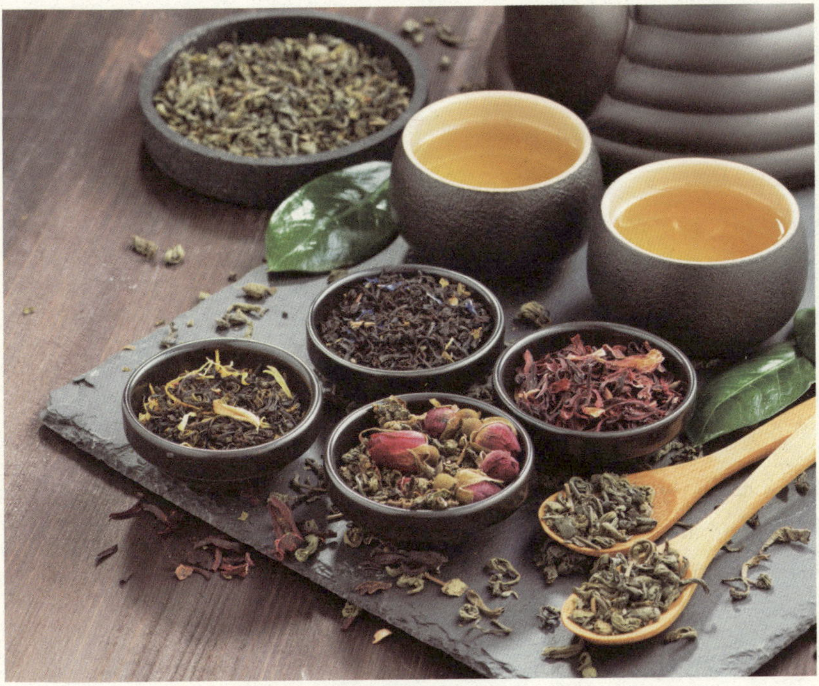

中医古籍出版社
Publishing House of Ancient Chinese Medical Books

图书在版编目（CIP）数据

养生茶饮大全 / 于佳编著. -- 北京 : 中医古籍出版社，2025. 3. -- ISBN 978-7-5152-2949-2

Ⅰ. R247.1；TS272.5

中国国家版本馆 CIP 数据核字第 2025B6S889 号

养生茶饮大全

于 佳 编著

策划编辑 姚 强
责任编辑 吴 迪
封面设计 韩月朝
出版发行 中医古籍出版社
社 址 北京市东城区东直门内南小街 16 号（100700）
电 话 010-64089446（总编室）010-64002949（发行部）
网 址 www.zhongyiguji.com.cn
印 刷 北京一鑫印务有限责任公司
开 本 640mm × 910mm 1/16
印 张 10
字 数 164 千字
版 次 2025 年 3 月第 1 版 2025 年 3 月第 1 次印刷
书 号 ISBN 978-7-5152-2949-2
定 价 69.00 元

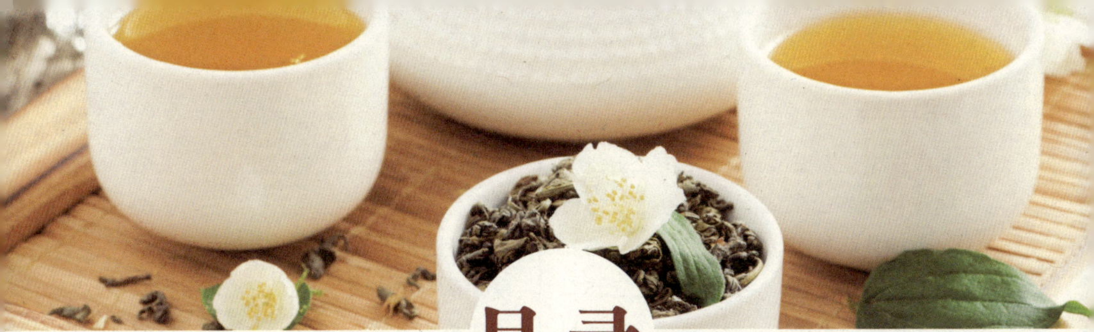

目录

第一章 根据四季变化，泡养生茶

第二章 春季疏肝解郁的养生茶饮

第三章 夏季清凉降心火的养生茶饮

第四章 秋季润祛肺燥的养生茶饮

第五章 冬季滋肾阳的养生茶饮

第六章 调理体质的养生药茶

第一章

根据四季变化，泡养生茶

●如果可以一边喝水一边达到强身祛病的效果，何乐而不为呢？除了茶叶，很多药材也可以冲泡。药茶就是在茶中加入一些具有特殊功效的药材，甚至全部用药材、食材来泡茶，操作简便，可按照不同的时节随时更换，符合“顺时而养”的原则。

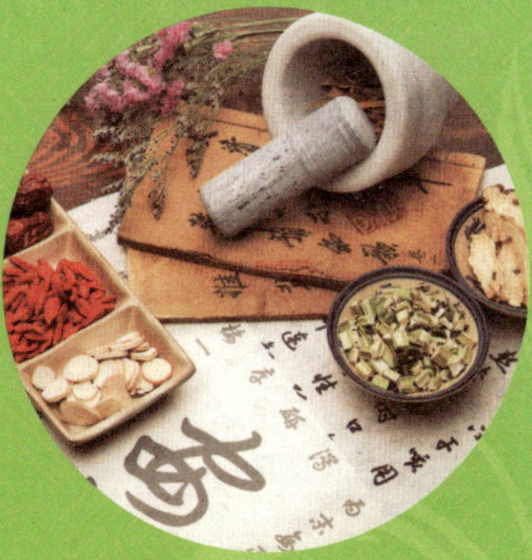

四季养生法则

任何事物都有其发生、发展的过程，四季不仅是冷暖的交叠更替，还蕴含更加深刻的内在节律。司马迁在《史记·太史公自序》中说：“夫春生夏长，秋收冬藏，此天地之大经也。”中医养生讲究“天人合一”，故需顺应四季而生、长、收、藏。

春生：《黄帝内经·素问·四气调神大论》中说：“春三月，此谓发陈。天地俱生，万物以荣。”春天是阳气生发的时机，人体的新陈代谢旺盛。此时应夜卧早起，多吃新鲜的绿色蔬菜和辛味发散的食材，适当运动，有助于阳气的升发。

夏长：《黄帝内经·素问·四气调神大论》中说：“夏三月，此谓蕃秀。天地气交，万物华实。”夏天万物生长，人体的气血调动到体表，内里较为空虚。此时要“无厌于日”，适当做些户外活动，使阳气发泄，同时要防止脾胃受凉，阳气受损。

秋收：《黄帝内经·素问·四气调神大论》中说：“秋三月，此谓容平。天气以急，地气以明。”秋天万物在生长至极后转而收敛，阳气渐衰，阴气渐盛。此时要心平气和，早睡早起，“使志安宁，以缓秋刑”。饮食宜清补，以滋阴润燥为原则。

冬藏：《黄帝内经·素问·四气调神大论》中说：“冬三月，此谓闭藏。水冰地坼，无扰乎阳。”冬天一切生物均阳气闭藏，活动减少甚至冬眠。此时要早睡晚起，防寒保暖，藏养肾经，为来年春天阳气的升发蓄积能量。饮食宜温补，同时注意滋阴。

四季与五脏的对应关系

五脏	季节	养生食物	养生关键词
肝	春	绿色食物：绿色蔬菜等	疏肝、清肝热
心	夏	红色食物：山楂、红豆、枸杞等	补心、降心火
脾	长夏	黄色食物：黄豆及豆制品等	祛湿、健脾
肺	秋	白色食物：白萝卜、梨等	润肺、祛燥
肾	冬	黑色食物：黑豆、黑芝麻等	温肾阳、驱寒

何谓药茶：药借茶力，茶借药性

药茶是在茶叶中添加食物或药物制作而成的具一定疗效的特殊的液体饮料。广义的药茶还包括不含茶叶，由食物和药物经冲泡、煎煮、压榨及蒸馏等方法制作而成的代茶饮用品。

茶文化作为我国独特的本土文化，至今已有5000多年的历史。相传茶的发现与使用源于神农氏，我国最早的药物学专著《神农本草经》中有“神农尝百草，一日遇七十二毒，得茶而解之”的记载。可见茶本身就具有非常好的解毒功效。后人将药材与茶结合，可谓“药借茶力”。

茶虽保健，但茶的种类有限，常饮的不外乎绿茶、红茶、花茶、白茶、乌龙茶、黑茶几类，且茶的属性单一，多偏寒凉，不一定适合不同体质者在不同季节饮用。于是，在茶中加入不同的药材，以调和茶性，增强特定的养生功效，可为“茶借药性”。例如，在红茶中加入黄芪、枸杞、桂圆、红枣等药食材，既不削减红茶的养生功效，又增强了药食材补气的作用，而且更适合体质寒的人饮用。清代时期，茶疗之风盛行，药茶的内容、应用范围和制作方法等不断被更新和充实，药茶逐渐成为清代宫廷医学的一个组成部分，并传承至今。

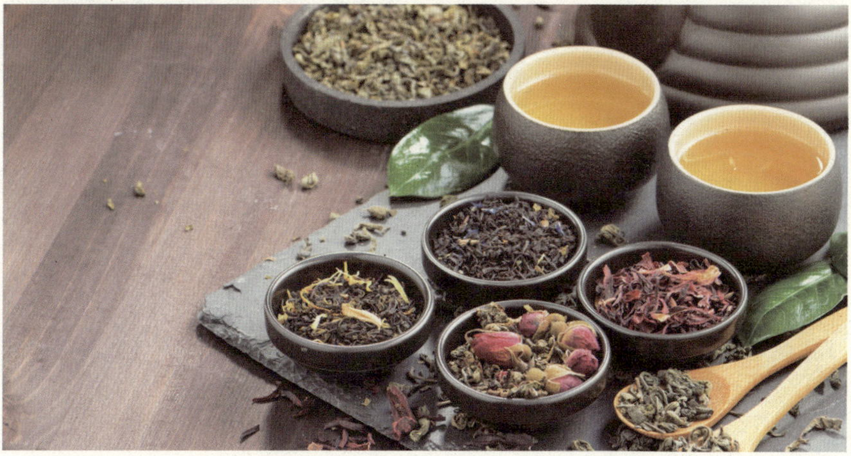

药食材的四性五味

"四性"又称为四气，即寒、热、温、凉

四性	代表食物	代表药材	主要功效及适用病症	服食禁忌
寒性	绿豆、西瓜、苦瓜、梨、田螺、柚子、山竹等	金银花、石膏、知母、黄连、黄芩、栀子、桑叶等	有清热泻火、解暑解毒的功效，适合体质偏热，如易口渴、喜冷饮、小便黄的人，或一般人在夏季食用。	寒性体质者、阳虚者忌食
热性	荔枝、糯米、羊肉、辣椒、花椒、榴莲等	鹿茸、杜仲、肉苁蓉、淫羊藿、锁阳、补骨脂等	有御寒、温中补虚、暖胃的功效，适合体质偏寒，如手脚冰冷、喜欢热饮的人。	热性体质者、阴虚者忌食
温性	生姜、韭菜、蒜、香菜等	红枣、黄芪、当归、川芎等	与热性的功效类似，程度上弱于热性。	热性体质者、阴虚者慎食
凉性	冬瓜、白萝卜、莴笋等	薏仁、菊花、西洋参、罗汉果等	与寒性的功效类似，程度上弱于寒性。	寒性体质者、阳虚者慎食

“五味”即辛、甘、酸、苦、咸

五味	代表食物	代表药材	主要功效及适用病症	服食禁忌
辛味	大蒜、洋葱、辣椒等	红花、川芎、紫苏、藿香等	有宣发、发散、行血气、通血脉的作用，适用于气血阻滞或风寒湿邪等病症。	辛味燥烈，食用过多易耗气伤津，导致便秘等。
甘味	莲藕、茄子、萝卜等	丹参、锁阳、沙参、黑芝麻等	可以补充气血，增强脾的功能，中和毒性，多用于滋补强壮、缓和因风寒引起的痉挛、抽搐、疼痛。	食用过多易使血糖升高，且伤齿。上腹胀闷者、糖尿病患者应少食。
酸味	山楂、乌梅、橘子、橄榄等	五味子、浮小麦、马齿苋、佛手等	有收敛固涩的作用，常用于盗汗自汗、遗尿、遗精等虚证，还可开胃健脾。	食用过多会引起胃痛等症状。感冒者不宜食用。
苦味	苦瓜、茶叶、咖啡等	绞股蓝、白芍、赤芍、栀子等	有清热、除燥湿和利尿的作用，多用于治疗热症、湿症等病症。	食用过量会导致消化不良。便秘、干咳者应慎食。
咸味	海带、海参、猪肉、盐等	蛤蚧、鹿茸、龟甲等	有通便补肾、消肿的作用，常用于治疗热结便秘，还有助于消除肿瘤、结核。	心脏病、肾脏病、高血压、中风的老年人应少食。

常用的茶类

李时珍在《本草纲目》中载有多首药茶方，并论述了茶叶的药性。明代制茶工艺日益精良，形成了六大茶类，即绿茶、红茶、乌龙茶、黑茶、白茶、花茶，这种分类方法一直沿用至今。茶按照发酵程度分类，如绿茶未发酵、红茶全发酵、乌龙茶半发酵，分别适合不同的季节和体质。

绿茶

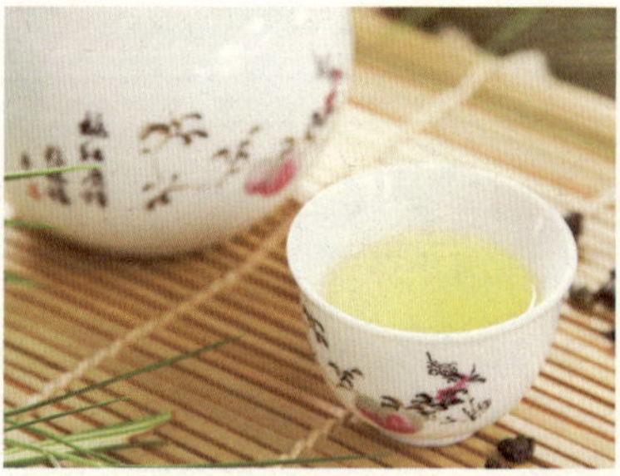

绿茶性寒，是完全未经发酵的茶类，味道苦涩，具有清热解毒、生津止渴、消食化痰的功效，对口腔溃疡和轻度胃溃疡有加速愈合的作用。

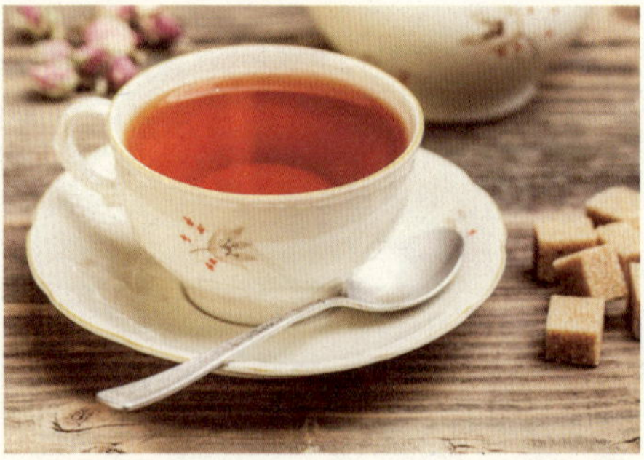

红茶

红茶属全发酵茶类，对胃肠的刺激较小，性温，味甘甜，可暖胃驱寒，养人体阳气，适合秋冬及体寒者饮用，还可助消化，去油腻。

乌龙茶

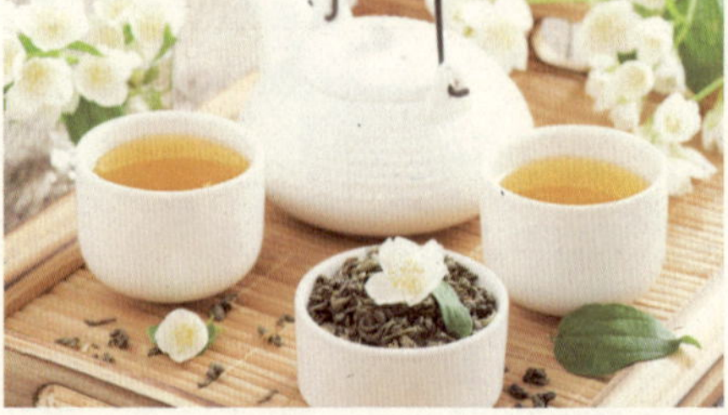

乌龙茶属半发酵茶，茶性介于绿茶、红茶之间，不寒不热，有消脂、减肥、润肤、润喉、生津、清除体内积热的作用。

黑茶

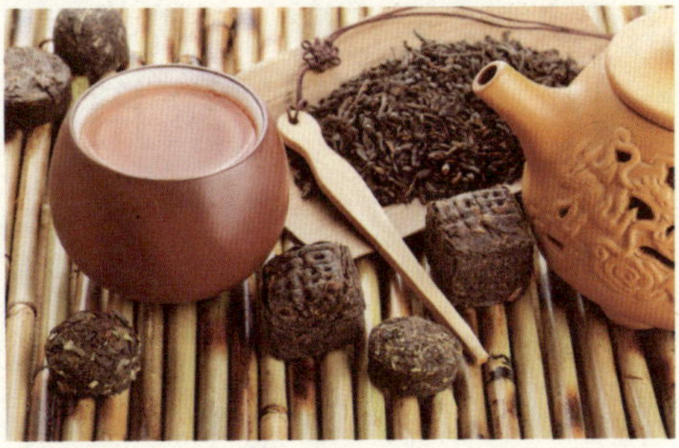

黑茶也属于发酵茶，并且在温热潮湿的环境中进行发酵，不仅味道比其他茶类醇厚，其所含的发酵产物还具有独特的健胃消滞的功效。

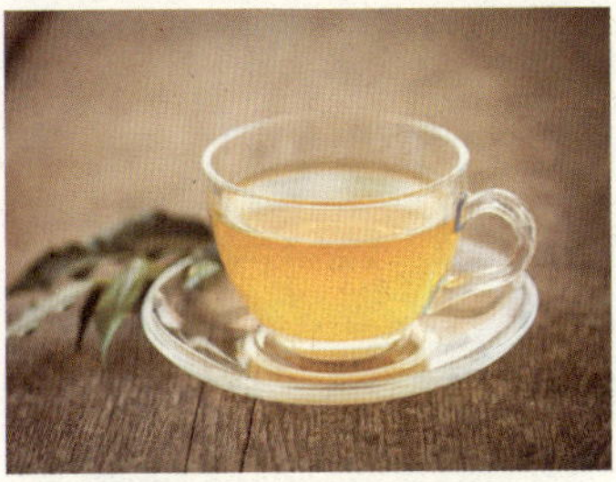

白茶

在所有茶类中，白茶的加工程度最低，充分保留了茶叶的天然属性，虽然滋味偏淡，但药性较强，具有退热降火的功效，适合体热者饮用。

花茶

花茶的种类繁多，如玫瑰花、菊花、茉莉花等，其性甘凉而兼芳香辛散的特点，有利于清除体内的瘀血，促进血液循环，令人神清气爽。

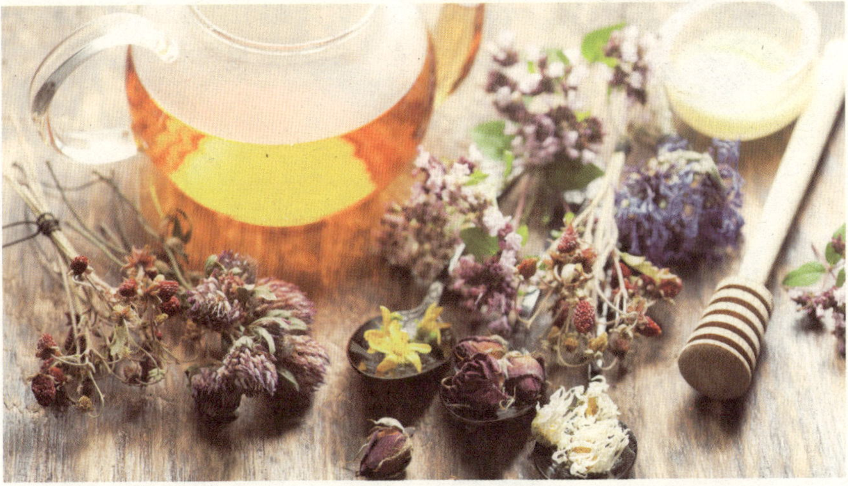

常用的药材

用来冲泡药茶的药材，以体轻、质松、味甘淡的叶、花、果、籽及鲜品类药居多，而有些质硬、味苦、有毒性、有刺激性之类的中药，如龟板、黄连、附子等就不能使用。泡药茶原则上要选择经过规范炮制后的饮片，有些甚至要切细片，果实类中药如罗汉果、青果等要打碎使用。

西洋参

药性偏寒凉，是滋阴又补气的优质药材，冲泡简单，滋补而不上火，尤其适合上班族饮用，可提振精神、缓解疲劳。

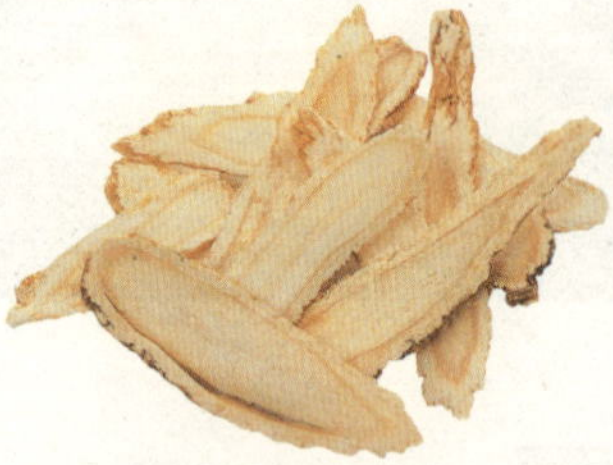

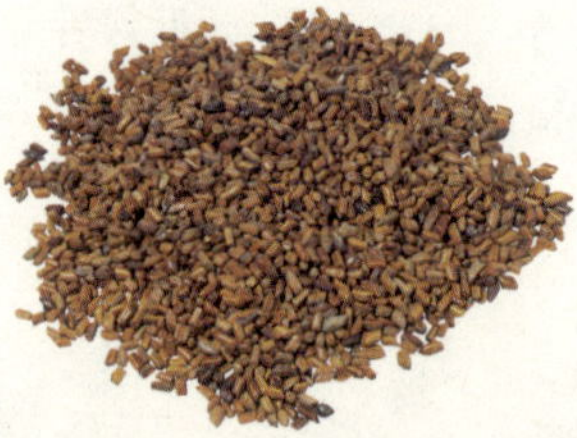

决明子

具有清暑明目、润肠通便、清肝火的功效，并有一定的降血脂、降血压功效。一般取 10~15 克炒决明子，以沸水冲泡 15 分钟即可饮用。

枸杞

是补肾、养颜的优质药材，具有养阴补血、益精明目、延年益寿的功效，并能降低血糖，降低血清胆固醇，防止动脉硬化，可搭配多种药材及食材冲泡。

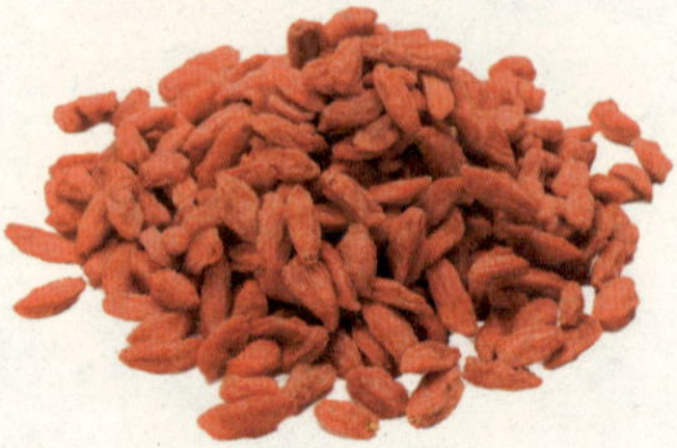

黄芪

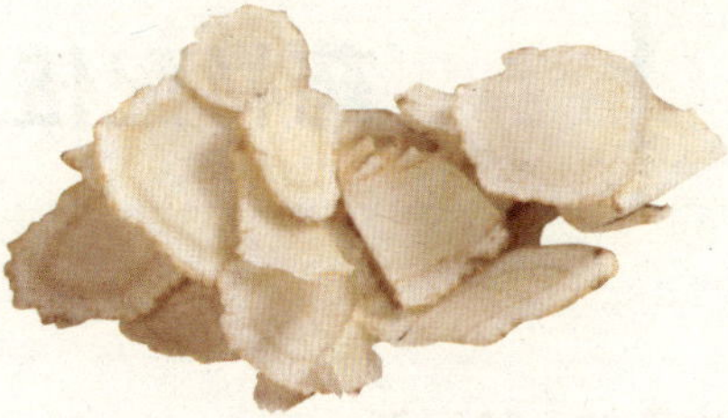

常用的补气药材，并有增强机体免疫功能、保肝、利尿、抗衰老、降压、抗菌等作用，可配伍多种药食材，如红枣、枸杞等，达到气血双补的效果。

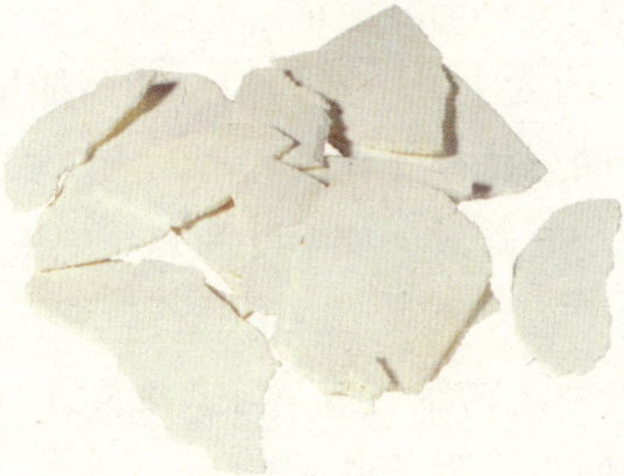

茯苓

具有利水渗湿、健脾、宁心的作用，对于脾虚运化失常所致泄泻、带下，有标本兼顾之效，常与党参、白术、山药等配伍。又可用为补肺脾、治气虚之辅佐药。

红枣

具有补中益气、养血安神等功效，常用于脾虚食少、乏力便溏、妇人脏躁等症。可配伍多种行气补气、养血活血的药食材，如黄芪、桂圆、枸杞、玫瑰花等。

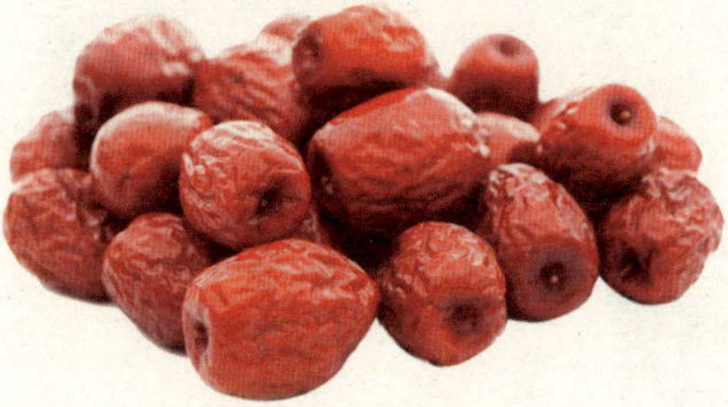

药材配伍宜忌不能忘

中药的七种配伍关系

历代医家将中药材的配伍关系概括为七种，称为“七情”。

相使：将性能功效有共性的药配伍，一药为主，一药为辅，辅药能增强主药的疗效。如黄芪与茯苓配伍，茯苓能助黄芪补气利水。

相须：将药性功效相似的药物配伍，可增强疗效。如桑叶和菊花配伍，可增强清肝明目的功效。

相畏：即一种药物的毒性作用能被另一种药物减轻或消除。如附子配伍干姜，附子的毒性能被干姜减轻或消除，所以说附子畏干姜。

相杀：即一种药物能减轻或消除另一种药物的毒性或副作用。如干姜能减轻或消除附子的毒副作用，因此说干姜杀附子之毒。由此而知，相杀、相畏实际上是同一配伍关系的两种说法。

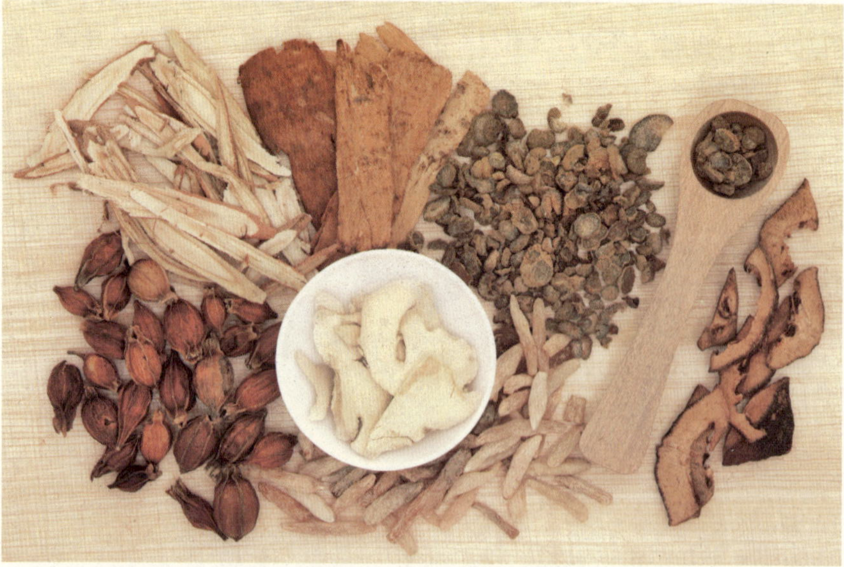

相反：即两种药物合用，能产生或增加其原有的毒副作用。如配伍禁忌中的“十八反”中的药物。

相恶：即两药物合用，一种药物能降低甚至去除另一种药物的某些功效。如莱菔子能降低人参的补气功效，所以说人参恶莱菔子。

单行：用单味药治病。如清金散，单用黄芩治轻度肺热咳血；独参汤，单用人参补气救脱。

中药与食物配伍禁忌

中药材与食物配伍禁忌是古人在日常生活中总结出来的经验，值得我们重视。在烹调药膳时，应特别注意中药与食物的配伍禁忌。

猪肉：不能和乌梅、桔梗、黄连、苍术、荞麦、鸽肉、黄豆、鲫鱼同食。猪肉与苍术同食，令人动风；猪肉与荞麦同食，令人毛发落、患风病；猪肉与鸽肉、鲫鱼、黄豆同食，令人滞气。

猪心：不能与吴茱萸同食。

猪血：不能与黄豆、地黄、何首乌同食。

猪肝：不能与豆酱、荞麦、鲤鱼肉同食。猪肝与荞麦、豆酱同食，令人发痼疾；猪肝与鲤鱼肉同食，令人伤神；猪肝与鳗鱼肉同食，令人生痈疽。

鸭蛋：不能与李子、桑葚同食。

狗肉：不能与商陆、杏仁同食。

羊肉：不能与半夏、菖蒲、自然铜、丹砂、醋同食。

鲫鱼：不能与厚朴、麦门冬、芥菜、猪肝同食。

鲤鱼：不能与狗肉、猪肝同食。

鳝鱼：不能与狗肉、狗血同食。

龟肉：不能与苋菜同食。

雀肉：不能与李子、白术、猪肝同食。

药茶的冲泡方法

想要冲泡出一杯纯正、自然的药茶，其实并不需要太多技巧，只要精心选择优质的原材料，再稍加用心，掌握以下几个要点，一杯好药茶就唾手可得了。

原料用量

原料的用量需根据各种茶叶和药食材的特性来斟酌，还需考虑饮用者的体质。一般来说，茶叶用量在 3~5 克，脾胃不好的人可少放一些茶。味道浓郁的药食材可以少放些。如果选用新鲜的药食材，要达到同样的口味和效果，其分量应该是干燥原料的 2~3 倍。

水质水温

水质是保证药茶色香味的重要因素，冲泡药茶最好选择质地柔和、口感甘甜的矿泉水。冲泡花茶、含挥发性成分的药材时，不要直接用刚沸腾的水，要等水降至 85℃ ~95℃，有些富含维生素 C 及酶类等活血成分的药食材（如柠檬、蜂蜜、罗汉果）甚至要求水温更低一些。

冲泡手法

根据茶叶和药食材的不同，既可以用杯泡、壶泡，也可以用锅煮。用花、叶等原料制作的药食材建议采用杯泡、壶泡法，因为这类原料较容易释放出有效成分；而果实、根、茎等原料可选用锅煮法，以便更好地萃取出其精华和营养成分。

冲泡时间

药茶的冲泡时间，是按照材料本身的特性来决定的。花、叶等原料冲泡时间为 5~10 分钟，根、茎等较坚韧部分需泡 15 分钟以上。有些材料在制作和贮存过程中有可能接触到灰尘和杂质，还有些药材过于干硬，在冲泡前需先用沸水烫洗 1~2 遍，每次约 30 秒。

根据以上冲泡方法可以看出，药茶的原料质地千差万别，为了冲泡方便，在搭配原材料时，尽量不要将非常坚硬、厚重的果实、根、茎原料与质轻、柔软的花、叶原料一起冲泡，这样会很难掌握冲泡时间。如果必须这样组方，则应先以较高的水温冲泡或煎煮果实、根、茎原料，待水温稍低后，再放入花、叶原料，继续焖泡片刻。

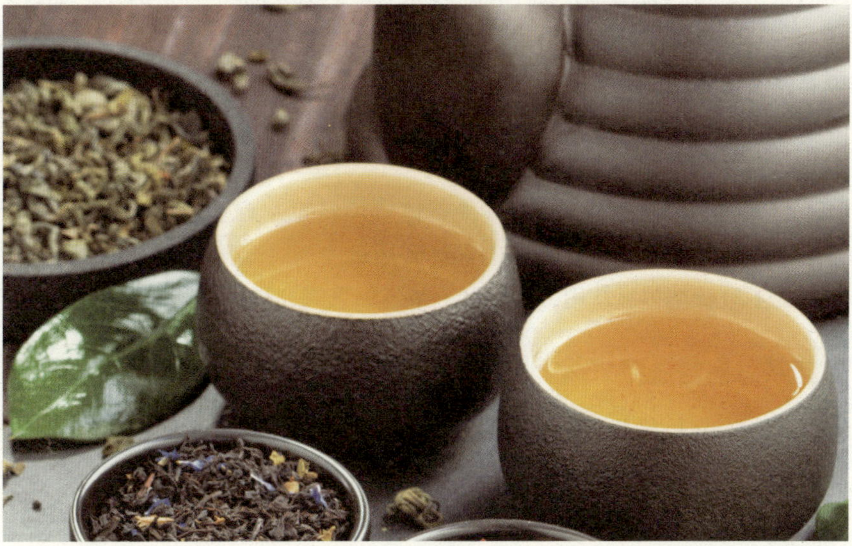

饮用药茶的注意事项

药茶虽好，但并非百无禁忌的灵丹妙药。俗话说“是药三分毒”，饮用药茶切不可盲目选择，也不能多多益善。选择适合时令季节和自身体质药茶，并适量饮用，才是用药茶强身健体的正确方法。如果感到身体不适，应立即停止饮用，并咨询专业的医生。

1.饮药茶忌长期、过量、单一

自然界的阴阳时刻在变化转换，体质较弱的人无法及时适应，就需要饮用药茶来调理。因此，药茶的选择和用量要与时令转换及自身体质为参照，而不宜长期过量饮用，更不可一年到头只喝一种药茶。

2.花茶忌盲目选择

花草本身也属药材，具有温、凉、寒、热的不同属性及药性，有些甚至含毒素，需要配伍其他药性相克相辅的药材。身处经期、孕期、哺乳期的女性，身体虚弱的老年人，以及患者在未得到医生的建议时，均不宜饮用花茶。

3.早晨不宜空腹饮茶

清晨人的胃内残留物基本排空，此时饮药茶，尤其是含茶叶的药茶，不仅会引起肠胃不适、食欲减退，还可能损伤胃黏膜，引起慢性胃炎，甚至损害神经系统的正常功能。早晨最好饮用温水，而药茶最好在饭后1小时左右饮用。

4.饭后不宜马上饮茶

饭后马上饮茶，大量的水进入胃中，会冲淡胃所分泌的消化液，从而影响胃对食物的消化。如果是含茶叶成分的药茶，其中的单宁酸还会与食物中的蛋白质结合，生成一种不易消化的凝固物质，从而影响肠道对蛋白质的消化与吸收。

5.女性在特殊时期不宜饮茶

女性经期饮茶，丹宁酸会导致缺铁；妊娠期饮茶，咖啡因会增加孕妇心、肾负担，不利于胎儿发育；哺乳期饮茶，丹宁酸会抑制乳汁的分泌；更年期饮茶，会加剧乏力、头晕、失眠、心悸等症状，还会导致缺钙甚至骨质疏松。

6.老年人不宜饮寒性药茶

老年人不宜饮用绿茶、生茶、乌龙茶等属性偏寒的茶，以及鱼腥草、蒲公英、金银花等药性偏凉的材料配制的药茶，宜选择红茶、普洱熟茶、黑茶等充分发酵、偏温的茶，以及药性平和的药食材。

7.选用对症的药茶

药茶具有一定的药性，必须选用恰当的配方。例如，胃脘痛患者多属于寒症，应选用温中散寒的艾叶茶；但若胃脘疼痛时间长，舌红口干，大便秘结者则为胃阴虚，应选用养阴和胃的石斛茶、麦门冬茶；若胃脘胀痛，嗳腐吐酸，呕吐、不消化，则属食滞中焦，应选用消食导滞的消滞茶、山楂茶。

8.饮用药茶须忌口

临床饮用药茶，为了确保安全有效，除了注意中药的“十九畏”“十八反”和妊娠禁忌外，还应注意服药的“忌口”。如服解表药茶，应禁生冷、酸食；服止咳平喘药茶，应禁食鱼虾之类食品；服清热解毒药茶，应禁食油腻辛辣、腥臭食品；服理气消胀药茶，应禁豆类、白薯等。

9.饮药茶也需分人群

少年儿童宜饮淡茶；青春期性发育旺盛，宜饮有清热作用的茶；女青年经期与更年期女性可饮花茶以疏肝解郁，理气调经；外感风寒需饮有暖身作用的茶；痢疾患者饮杀菌消炎的茶；动脉硬化、冠心病、脑栓塞病人，宜饮有降脂作用的茶；老人喝红茶可减轻便秘；体力劳动者宜饮红茶；需安静工作时宜饮绿茶。

10.饮药茶的“十忌”

一忌烫茶伤人；二忌冷茶滞寒聚痰；三忌胃寒者饮过量浓茶；四忌哺乳妇女饮浓茶；五忌冠心病者饮过量浓茶；六忌服用阿司匹林后喝茶；七忌茶水服药；八忌空腹饮茶冲淡胃液，妨碍消化；九忌饮过夜茶，伤脾胃，使人消瘦无力；十忌饮用发霉的茶。

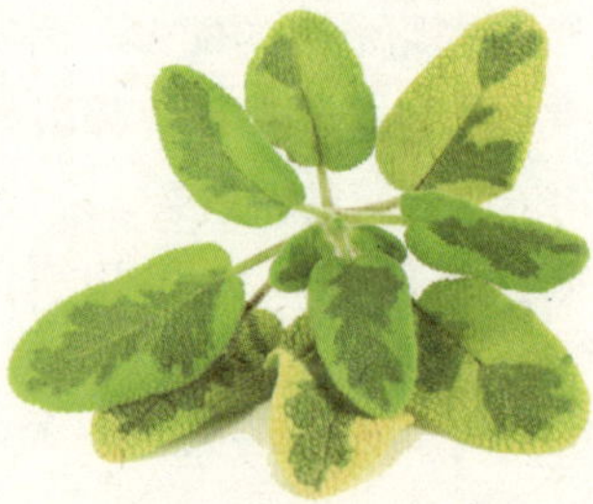

第二章

春季疏肝解郁的养生茶饮

●春季万物生发，天地自然都充满生机和朝气。此时人体的新陈代谢和肝脏关系极大，如果养生不当，会损伤肝气。中医认为，辛味药材具有发散、行气、行血的作用，在春季适当饮用，可助肝气升发，疏解肝郁，预防疾病。

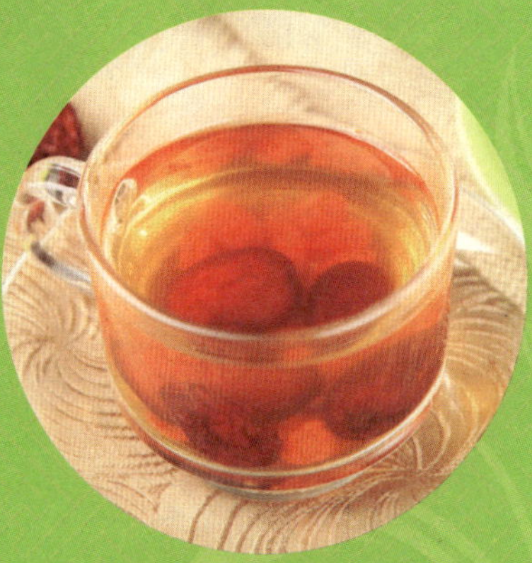

葛根桑叶茶

|原料|

葛根 20 克、桑叶 8 克

|冲泡方法|

1. 砂锅中注入适量清水烧热。
2. 倒入备好的桑叶、葛根。
3. 盖上盖子，烧开后再用小火煮约 20 分钟至其析出有效成分。
4. 揭开盖，搅拌匀。
5. 关火后盛出药茶，滤入杯中即可。

|养生功效|

葛根具有解热、生津的功效；桑叶能疏散风热、凉血明目。饮用此茶能防止肝风内扰，预防春季易出现的风热眼痛、血压升高、头晕头痛等不适。

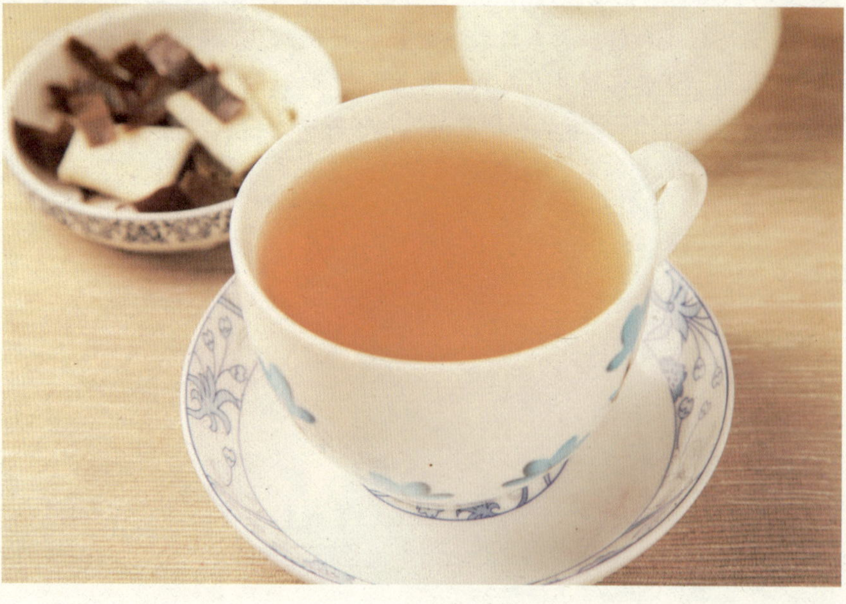

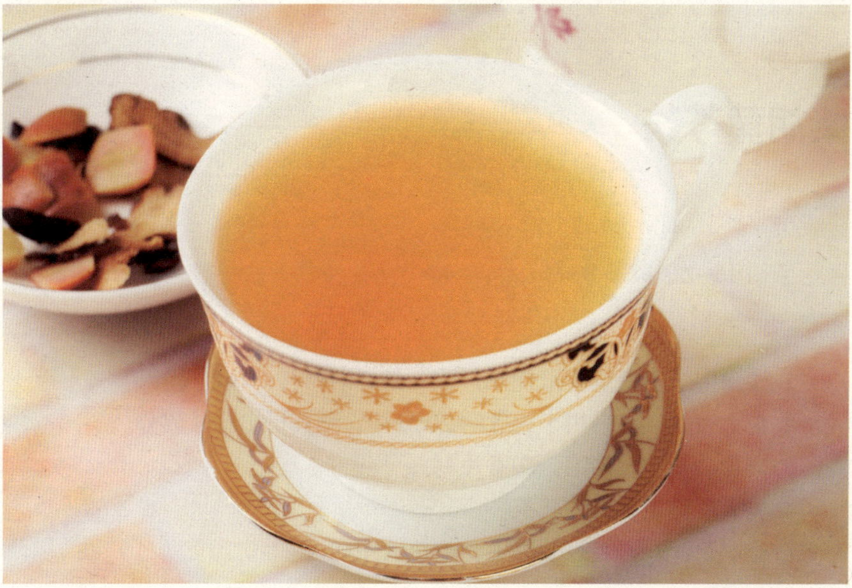

山楂香附茶

| 原料 |

鲜山楂 30 克，香附、川芎各少许

| 冲泡方法 |

1. 洗净的山楂去除头尾，切取果肉，备用。
2. 砂锅中注入适量清水烧开，倒入山楂。
3. 放入备好的香附、川芎。
4. 盖上盖，烧开后用小火煮约 10 分钟，至其析出有效成分。
5. 关火后揭开盖，搅拌均匀，盛出煮好的茶水即可。

| 养生功效 |

山楂有消食活血的功效，香附能理气解郁，川芎能行气开郁、活血止痛。饮用此茶能开胃醒脾，消食解郁，缓解食欲不佳、胸胁胀痛等不适。

柴胡黄芩茶

|原料|

柴胡 15 克、黄芩 8 克

|冲泡方法|

1. 砂锅中注入适量清水烧开，放入备好的药材，轻轻搅拌匀。
2. 盖上盖，煮沸后用小火煮约 20 分钟，至其析出有效成分。
3. 揭盖，转中火拌匀，略煮片刻。
4. 关火后盛出煮好的药茶。
5. 滤取茶汁，再装入茶杯中，趁热饮用即可。

|养生功效|

柴胡含有柴胡酮、植物甾醇、芦丁等成分，有疏肝滋阴的作用，适用于头痛目眩，搭配黄芩，能调理肝脏功能，增强身体抵抗病菌的能力。

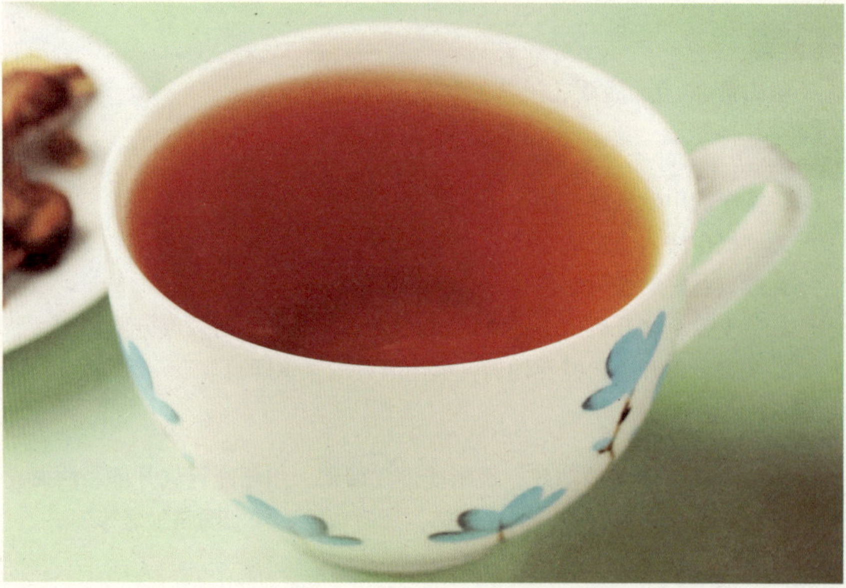

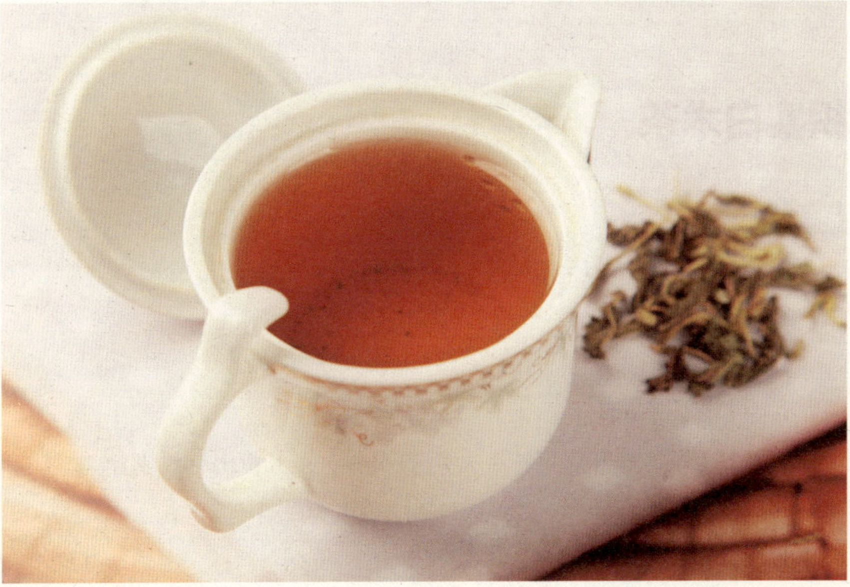

蒲公英金银花茶

原料

蒲公英 5 克、金银花 7 克

冲泡方法

1. 砂锅中注入适量清水烧开。
2. 倒入洗净的蒲公英、金银花，搅拌均匀。
3. 盖上盖，烧开后用小火煮约 10 分钟，至其析出有效成分。
4. 关火后揭盖，盛出煮好的药茶。
5. 将药茶滤入茶杯中，趁热饮用即可。

养生功效

金银花含有绿原酸、异绿原酸、木犀草苷、鞣质等成分，具有清热解毒、疏咽利喉、抗炎等功效；蒲公英亦是清热解毒、抗菌消炎的佳品。春季饮用此茶能有效清肝热、抗病毒。

枳实白术茶

|原料|

枳实 10 克、白术 15 克

|冲泡方法|

1. 砂锅中注入适量清水烧热。
2. 倒入备好的枳实、白术。
3. 盖上盖子，煮开后再转小火煮 30 分钟，至其析出有效成分。
4. 揭开盖，搅拌均匀。
5. 关火后盛出药茶，滤入杯中即可。

|养生功效|

枳实味辛，具有促进肠胃蠕动、开胃消食等功效；白术能益气健脾，此茶能调理脾胃，具有增强脾胃升清降浊的作用。这款药茶既有助于肝气的生发，又能健脾益胃。

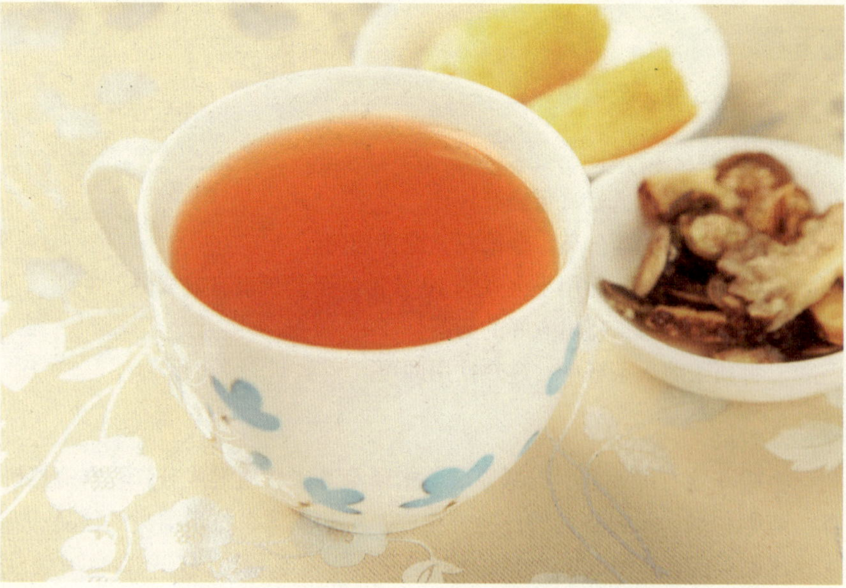

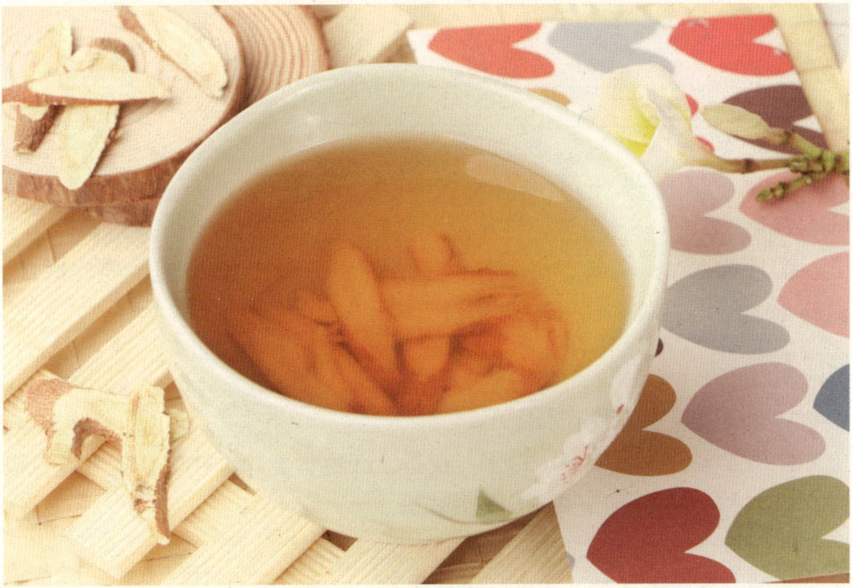

甘草茶

原料

甘草 10 克、冰糖 30 克

冲泡方法

1. 砂锅中注入适量清水烧开。
2. 放入备好的甘草、冰糖，拌匀。
3. 盖上盖子，烧开后用小火煮 20 分钟，至其析出有效成分。
4. 揭盖，盛出煮好的药茶。
5. 将药茶装入碗中，待稍微放凉后即可饮用。

养生功效

甘草含有甘草甜素、甘草酸、树脂等成分，具有补脾益气、清热解毒、祛痰止咳、清咽利嗓等功效。这款茶味道甘甜，性质温和，非常适合初春时节调理身体。

人参茯苓茶

|原料|

炙甘草 9 克，人参、白术各 15 克，茯苓、红枣各 10 克，姜片适量，白糖 20 克

|冲泡方法|

1. 砂锅中注入适量清水烧开。

2. 加入炙甘草、人参、白术、茯苓、红枣、姜片，拌匀，盖上盖，烧开后用小火煮 30 分钟至其析出有效成分。

3. 揭盖，放入白糖，煮至溶化。

4. 关火后盛出药茶，装碗，待稍微放凉后即可饮用。

|养生功效|

此茶由经典名方四君子汤加一味红枣煎煮而成，具有益气健脾、补血的作用，可调理脾胃气虚症，症见面色萎黄、语声低微、气短乏力、食少便溏等。

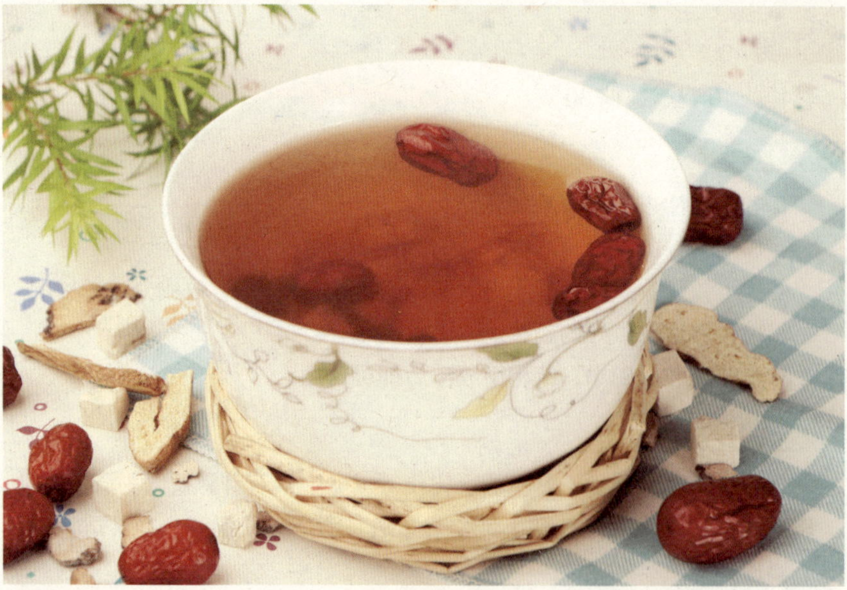

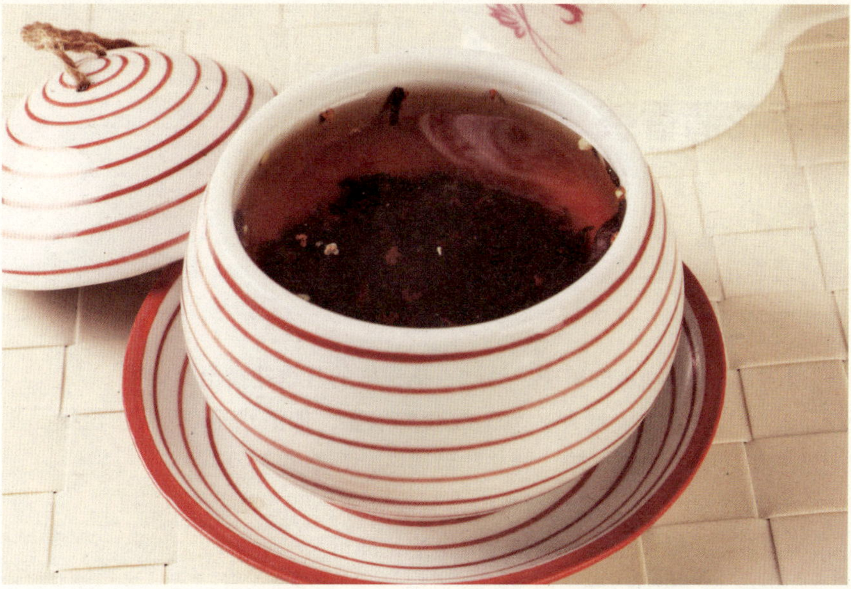

桂花普洱茶

原料

普洱茶叶 4 克，桂花少许

冲泡方法

1. 取一个茶杯，倒入普洱茶叶、桂花。
2. 加入少许开水，冲洗一下，滤出水分。
3. 杯中再次加入适量开水，至八九分满。
4. 盖上杯盖，泡约 5 分钟，至茶香溢出。
5. 取下杯盖，趁热饮用即可。

养生功效

普洱茶叶含有维生素 C、氨基酸，以及多种矿物质，能够降脂减肥、美容养颜、温胃养胃，搭配桂花不仅味道更香，而且具有生津化痰、疏肝理气、提神醒脑的作用。

月季花清香茶

原料

月季花 10 克，红糖 20 克

冲泡方法

1. 月季花放盛水的碗中，清洗，把洗好的月季花捞出，待用。

2. 取电解养生壶底座，放上配套的水壶，加清水至 0.7 升水位线，放入月季花，盖上壶盖，按“开关”键通电，开始煮茶。

3. 共煮 10 分钟，煮至材料析出有效成分。

4. 揭盖，倒入红糖，搅拌，煮至溶化即可。

养生功效

月季花具有活血调经、消肿解毒等作用；红糖具有补血、破瘀、润心肺等作用。月季花和红糖两者性、味相同，一起煮成茶水饮用，既能疏肝解郁，又能补血活血。

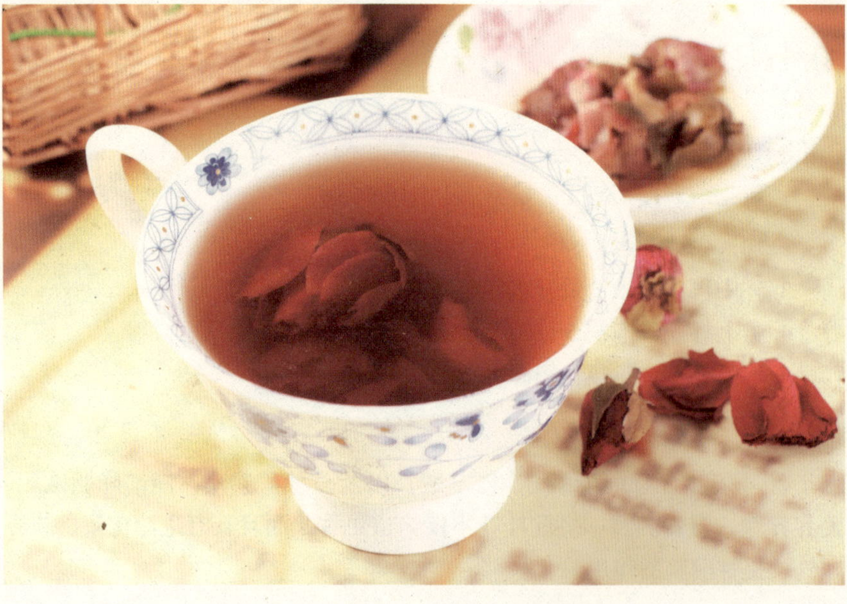

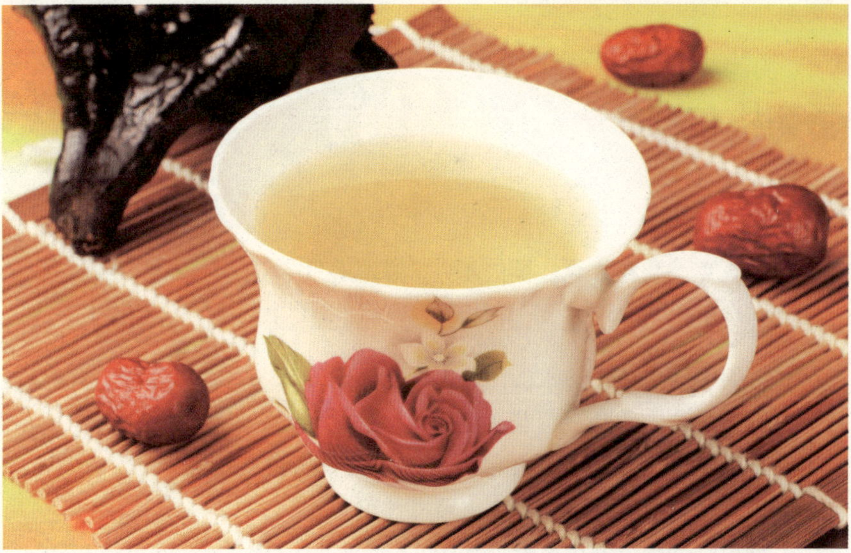

灵芝红枣茶

原料

红枣 50 克，灵芝 30 克

冲泡方法

1. 洗净的红枣剪开，去核，待用。
2. 取萃取壶，通电后往内胆中注水至最高水位线。
3. 放入漏斗，倒入去核的红枣，放入灵芝。
4. 按“开关”键，煮 5 分钟至药材有效成分析出。
5. 待指示灯跳至“保温”状态，拧开壶盖，取出漏斗。
6. 将煮好的药膳茶倒入杯中即可。

养生功效

灵芝是养肝佳品，具有安宁心神、止咳化痰、补养气血等功效；红枣具有补中益气、养血安神、调养身心等功效。此茶能够帮助肝脏排出毒素，并有舒缓精神的作用。

桑菊桃仁茶

原料

桑叶 5 克、菊花 6 克、桃仁 4 克、蜂蜜适量

冲泡方法

1. 砂锅中注入适量清水，用大火烧热。
2. 倒入桃仁、桑叶、菊花，搅拌均匀。
3. 盖上盖，烧开后用小火煮约 15 分钟至其析出有效成分。
4. 揭开盖，搅拌几下，用中火略煮片刻。
5. 将煮好的药茶盛出，滤入杯中。
6. 淋入少许蜂蜜，搅拌均匀即可饮用。

养生功效

桑叶、菊花都有清热明目的功效，桃仁能破血行瘀、润燥滑肠。春季饮用此茶，能缓解肝阳上亢引起的眼部不适、头晕、发热等症状。

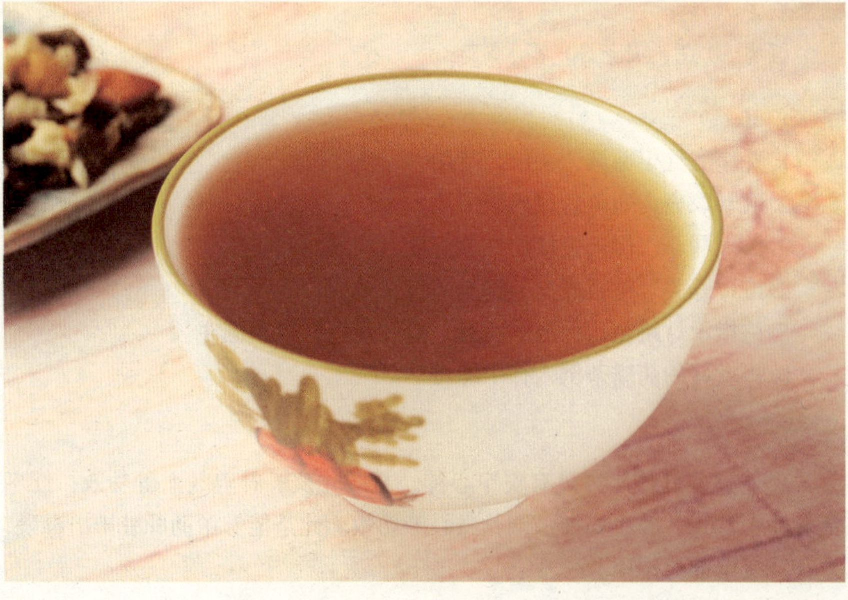

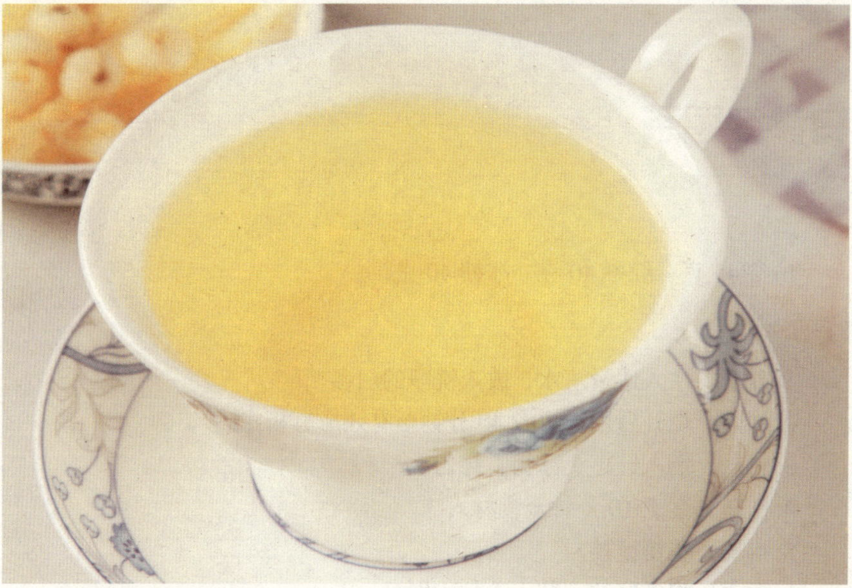

桔梗川贝饮

原料

川贝 17 克、桔梗 25 克、冰糖 20 克

冲泡方法

1. 砂锅中注入适量清水烧热。
2. 倒入备好的桔梗，撒上洗净的川贝，搅拌匀。
3. 盖上盖，烧开后用小火煮约 30 分钟，至其析出有效成分。
4. 揭盖，加入冰糖，搅拌匀，用大火煮至溶化。
5. 关火后盛出煮好的川贝饮，滤入杯中即成。

养生功效

惊蛰时节的咽喉类疾病有上升趋势，不少人会有咽喉肿痛、嗓子燥痒的症状，此茶中桔梗、川贝均有祛痰、抗炎的功效。

白参红枣茶

|原料|

白参 45 克、红枣 40 克、冰糖 40 克

|冲泡方法|

1. 砂锅中注入适量清水，放入洗净的白参。
2. 加盖，烧开后用小火煮 40 分钟至有效成分析出。
3. 揭盖，倒入红枣、冰糖，拌匀。
4. 加盖，续煮 10 分钟至食材入味。
5. 揭盖，稍稍搅拌。
6. 关火后将煮好的茶装入茶杯中即可。

|养生功效|

白参具有滋补强身、清肝明目，促进身体增强免疫系统功能等作用；红枣具有补中益气、改善气色、抗衰美容等功效。此茶能调和人体阴阳，维持平和体质。

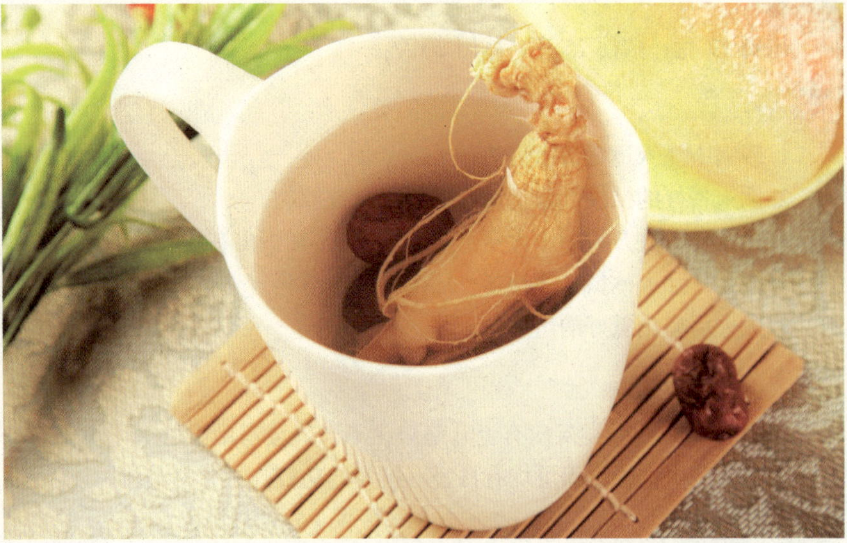

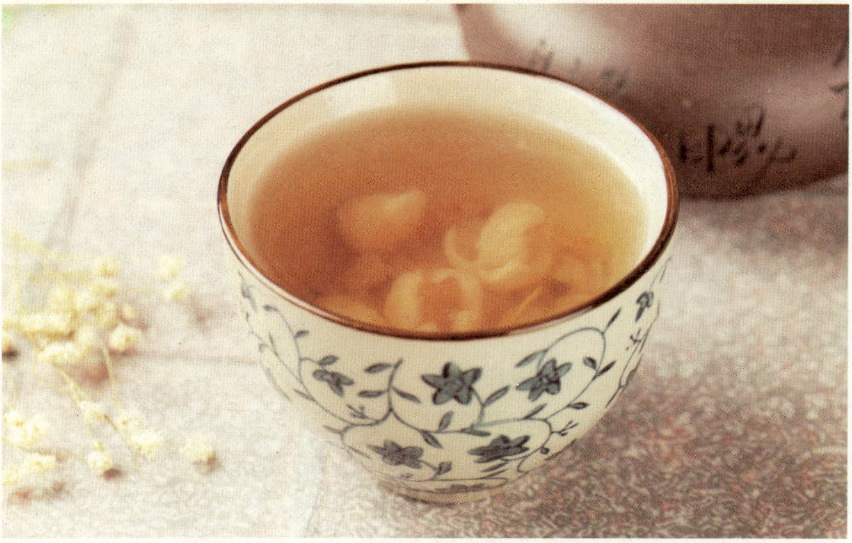

西洋参桂圆茶

|原料|

西洋参片 8 克、桂圆肉 20 克、酸枣仁 10 克、冰糖 25 克

|冲泡方法|

1. 砂锅中注入适量清水烧开。
2. 倒入洗净的西洋参片、桂圆肉、酸枣仁，拌匀。
3. 盖上盖，用小火煮 15 分钟，至其析出有效成分。
4. 揭开盖，放入适量冰糖。
5. 搅拌匀，煮至冰糖溶化。
6. 把煮好的药茶盛出，装入碗中即可。

|养生功效|

西洋参有益肺阴、生津止渴、增强记忆力等功效；桂圆肉、酸枣仁均有宁心安神之功。此茶适宜春季晚饭后饮用，能舒缓紧张的神经，促进睡眠。

人参茶

原料

人参 5 克、枸杞 3 克

冲泡方法

1. 砂锅中注入适量清水烧开。
2. 放入洗净的人参、枸杞。
3. 盖上盖，用小火煮 15 分钟，至其析出有效成分。
4. 揭盖，略微搅动片刻。
5. 把煮好的人参茶盛出，装入杯中即可。

养生功效

被誉为“百草之王”的人参有着安神、补气、生津的养生作用，枸杞更是补血养血、滋补肝肾的佳品。此茶气血双补，适合气血两虚者饮用。

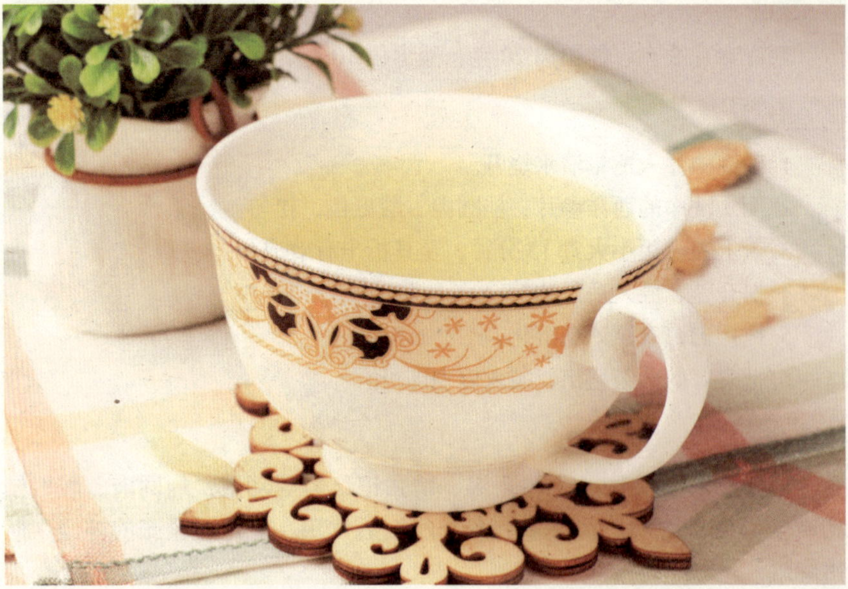

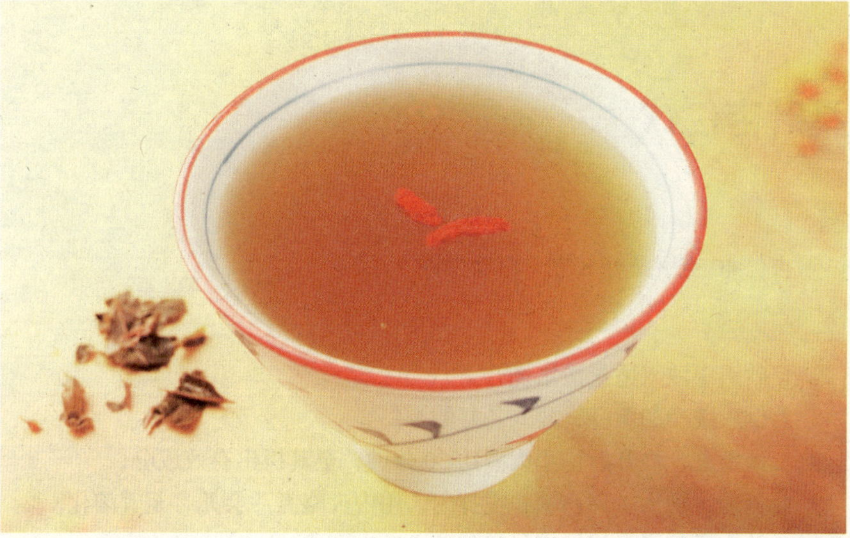

罗布麻茶

原料

罗布麻 9 克

冲泡方法

1. 砂锅中注入适量清水烧开。
2. 倒入洗净的罗布麻。
3. 盖上盖，煮沸后用小火煮约 10 分钟，至其析出有效成分。
4. 揭盖，拌煮一小会儿。
5. 再盛出煮好的罗布麻茶。
6. 滤取茶汁，装入汤碗中即成。

养生功效

罗布麻含有黄酮苷、酚性物质、有机酸、多糖苷、鞣质、甾醇和三萜类物质，有平抑肝阳、清热利尿、降血压等作用，春分时饮用有助于调节人体的阴阳平衡，防止肝阳上亢。

桑叶杏仁饮

原料

杏仁 40 克、桑叶 8 克、白糖少许

冲泡方法

1. 砂锅中注入适量清水烧开。
2. 倒入洗净的桑叶，放入备好的杏仁。
3. 盖上盖，烧开后用小火煮约 30 分钟，至其析出有效成分。
4. 揭盖，加入少许白糖，搅拌匀，用中火略煮一会儿，至其溶化。
5. 关火后盛出煮好的杏仁饮，滤入碗中即成。

养生功效

桑叶是非常适宜春天选用的药材，能疏散风热、清肝明目、平抑肝阳、凉血止血，搭配杏仁一起煮成药茶，更有清肺润燥、止咳平喘、生津止渴、美容养颜等功效。

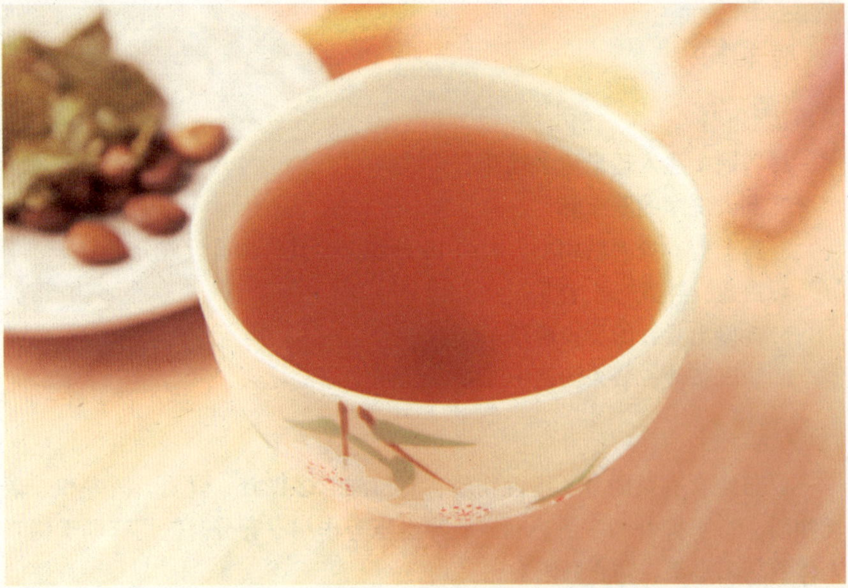

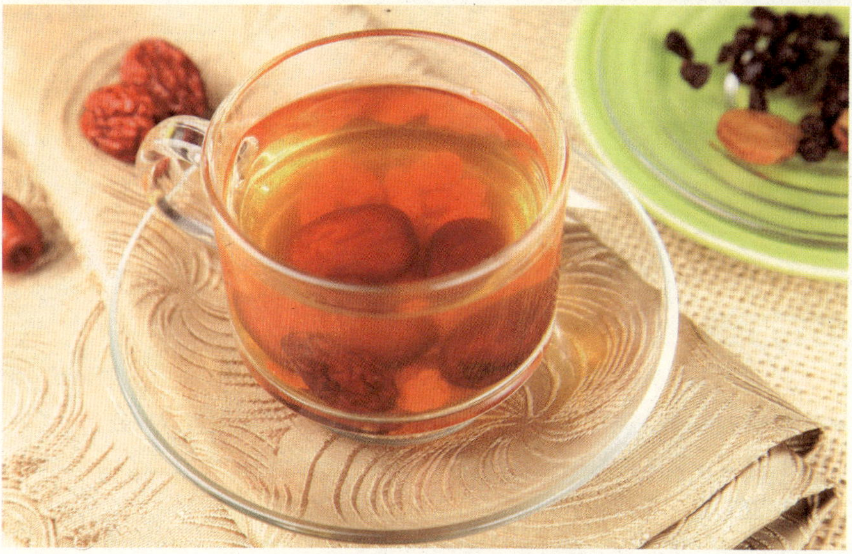

养肝茶

|原料|

五味子 5 克、枸杞 5 克、大枣 5 克、炙甘草 3 克

|冲泡方法|

1. 将五味子、炙甘草装入隔渣袋里，系好袋口，装入碗中。
2. 再放入红枣，倒入清水泡发 10 分钟。
3. 将枸杞装入碗中，倒入清水泡发 10 分钟。
4. 泡好的隔渣袋、大枣、枸杞取出，沥干，装盘。
5. 砂锅中注水，倒入五味子、大枣、炙甘草，煮至有效成分析出，放入枸杞，拌匀，续煮 10 分钟至枸杞熟即可。

|养生功效|

五味子能收敛固涩，枸杞能滋肾润肺、补肝明目，可改善肝肾不足、肝肾阴虚之腰膝酸软、遗精等现象。二者搭配补血养颜的大枣、和中缓急的炙甘草，能帮助肝脏排毒，增强体质。

党参菊花茶

原料

党参 15 克、菊花 6 克

冲泡方法

1. 砂锅中注入适量清水烧开，放入洗净的党参。
2. 盖上盖子，烧开后用小火煮约 20 分钟，至其析出有效成分。
3. 揭盖，放入洗好的菊花，搅拌均匀。
4. 盖上盖，煮约 3 分钟，至菊花析出有效成分。
5. 揭盖，将煮好的茶水装入碗中即可。

养生功效

党参具有增强机体抵抗力、调节胃肠运动等功效，搭配具有清肝明目、疏散风热功能的菊花，能起到养肝护肝的作用。

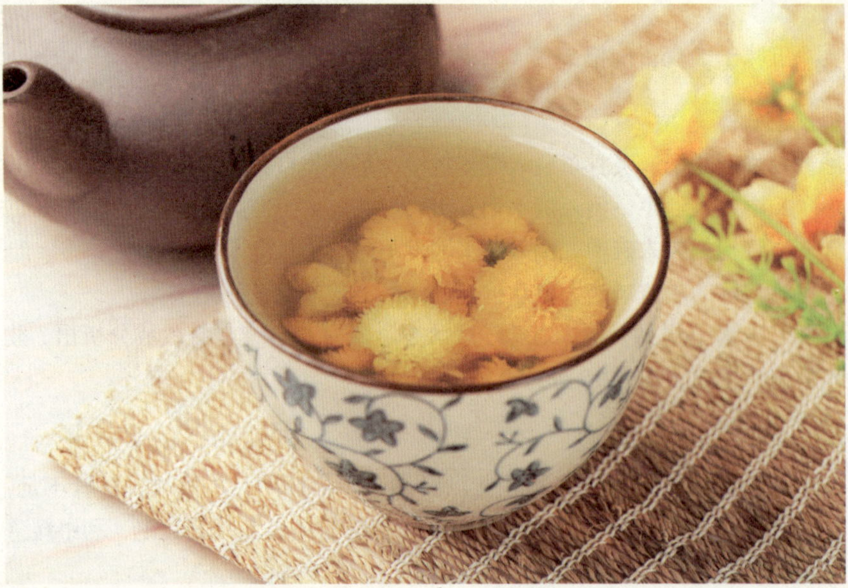

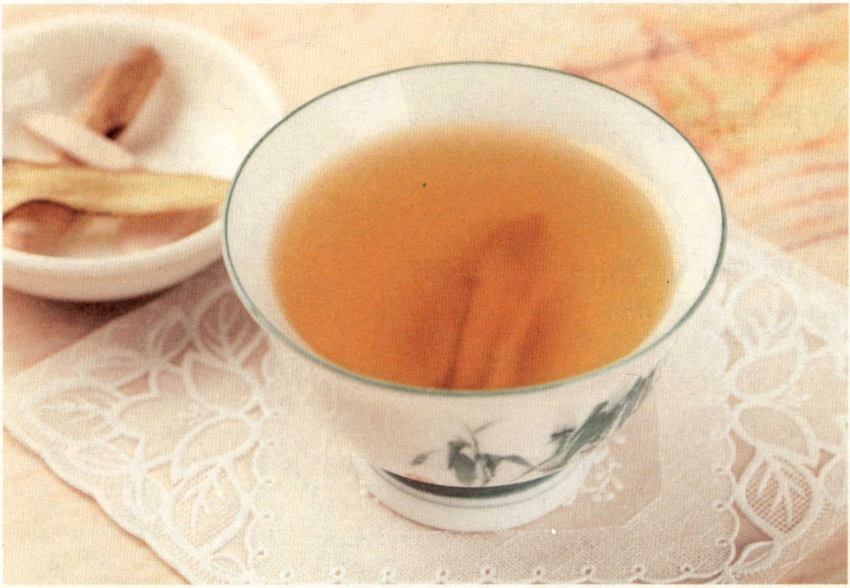

白芍甘草茶

原料

白芍 10 克、甘草 5 克

冲泡方法

1. 砂锅中注入适量清水烧开。
2. 放入洗好的白芍、甘草。
3. 盖上盖子，烧开后再用小火煮 20 分钟，至其析出有效成分。
4. 揭盖，略微搅动片刻。
5. 把煮好的白芍甘草茶盛出，装入杯中即可。

养生功效

甘草有补脾益气、清热解毒、祛痰止咳、缓急止痛、调和诸药的作用，用白芍和甘草煮水，清明饮用，能柔肝护肝。

玫瑰香附茶

原料

玫瑰花 1 克、香附 3 克、冰糖少许

冲泡方法

1. 取一个茶杯，倒入备好的香附、玫瑰花、冰糖。
2. 注入适量开水。
3. 盖上盖，泡约 10 分钟至药材析出有效成分。
4. 揭盖，趁热饮用即可。

养生功效

玫瑰花具有行气养血、柔肝醒胃、美容养颜等功效；香附是一味疏肝理气的要药，可调理肝郁气滞导致的胁痛、脘腹胀痛、消化不良、月经不调等症状。二者搭配，柔肝、舒肝效果极佳。

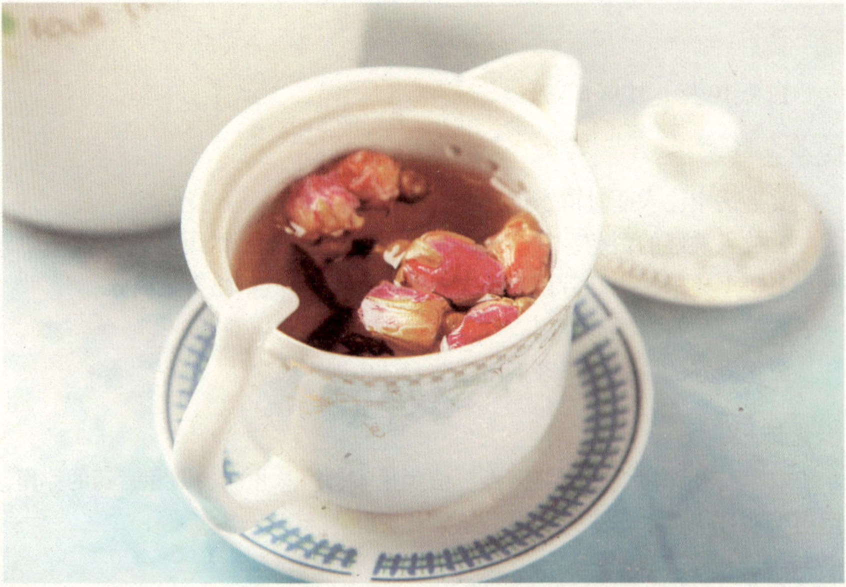

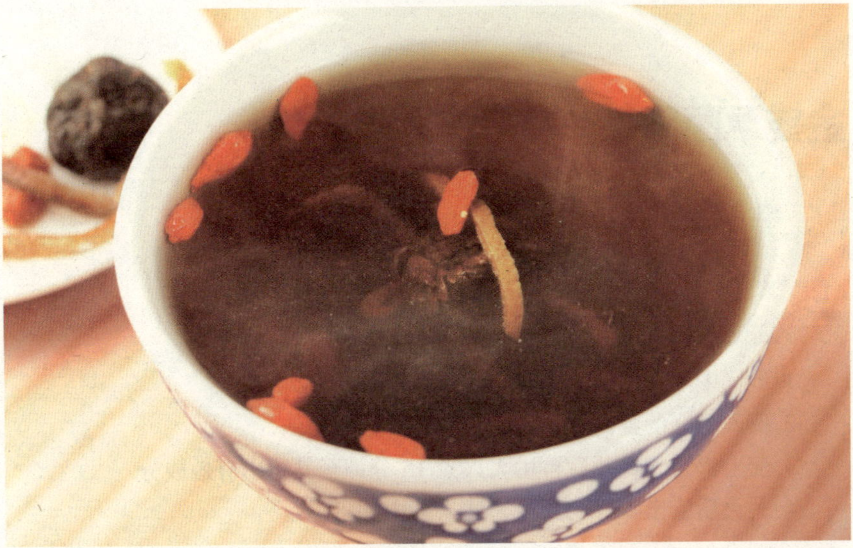

陈皮乌梅枸杞茶

| 原料 |

陈皮 8 克、枸杞 9 克、乌梅 40 克、冰糖 20 克

| 冲泡方法 |

1. 砂锅中注入适量清水烧开，倒入洗净的陈皮、枸杞，放入乌梅，搅匀。

2. 盖上盖，用小火煮 20 分钟，至其析出有效成分。

3. 揭开盖子，放入冰糖。

4. 搅匀，煮至冰糖溶化。

5. 关火后盛出煮好的茶水，装碗中即可。

| 养生功效 |

乌梅含有枸橼酸、苹果酸、琥珀酸、延胡索酸，有健脾开胃的功效，搭配滋养肝血的枸杞、理气导滞的陈皮，可通经活血，调理肝火旺引起的睡眠问题。

金钱草茵陈茶

原料

金钱草 5 克、茵陈 5 克

冲泡方法

1. 砂锅中注入适量清水烧热。
2. 倒入备好的金钱草、茵陈，搅匀。
3. 盖上锅盖，烧开后再用大火煮 15 分钟至其析出有效成分。
4. 关火后盛出煮好的药汁，滤入杯中即可。

养生功效

金钱草有清热、利尿、消肿、解毒等功效；茵陈能清湿热、退黄疸。此茶能祛湿平热、滋阴平肝，并能辅助治疗黄疸尿少、湿疮瘙痒和传染性黄疸型肝炎。

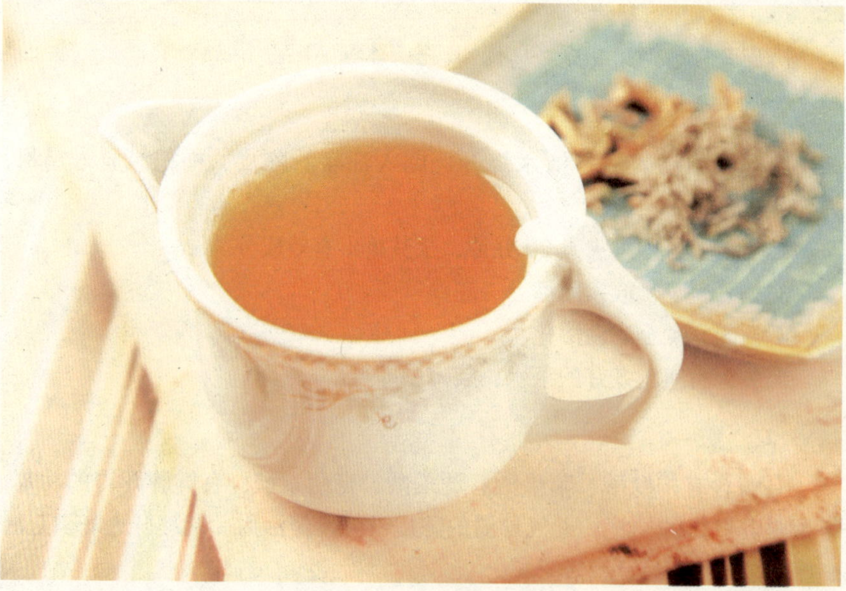

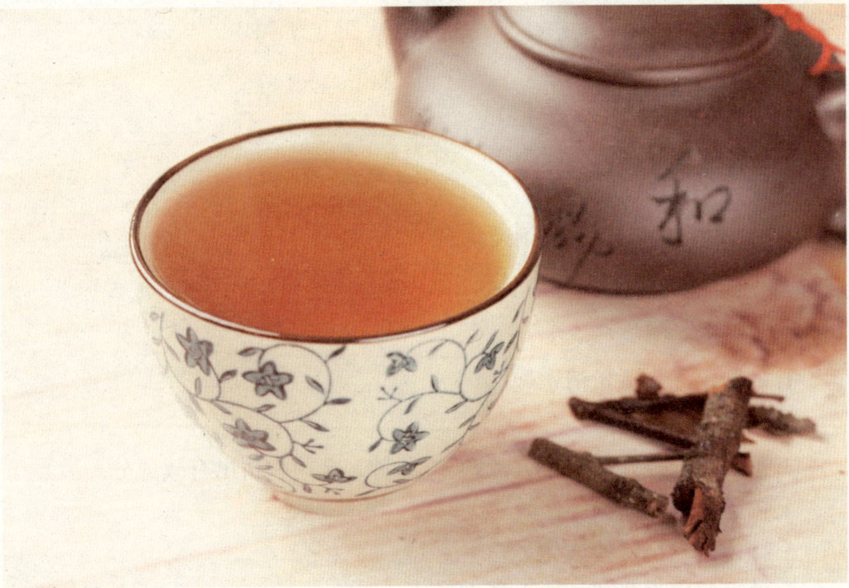

桑寄生茶

原料

桑寄生 20 克

冲泡方法

1. 砂锅中注入适量清水烧开。
2. 将备好的桑寄生倒入锅中，搅拌片刻。
3. 盖上盖子，烧开后再用小火煮 20 分钟，至其析出有效成分。
4. 揭开盖，将药材及杂质捞干净。
5. 将煮好的药茶盛出，装入杯中即可。

养生功效

桑寄生含有齐墩果酸、槲皮素、羽扇豆醇、肉豆蔻酸等成分，有补肝肾、强筋骨、除风湿、通经络、益血等作用。这款茶清淡滋润，祛风益肝，效果明显。

通草车前子茶

原料

通草 5 克、车前子少许，白茅根、黄芪各少许，冰糖 4 克

冲泡方法

1. 砂锅中注入适量清水烧热。
2. 倒入备好的药材。
3. 盖上盖，烧开后用小火煮约 30 分钟，至药材析出有效成分。
4. 揭盖，放入冰糖。
5. 拌匀，煮至冰糖溶化。
6. 关火后盛出药茶，滤入杯中即可。

养生功效

车前子具有利水消肿、明目祛痰的功效；通草则药如其名，具有通利小便、通气下乳、通鼻腔等功效。此茶是除湿佳品，能快速排出体内的湿气。

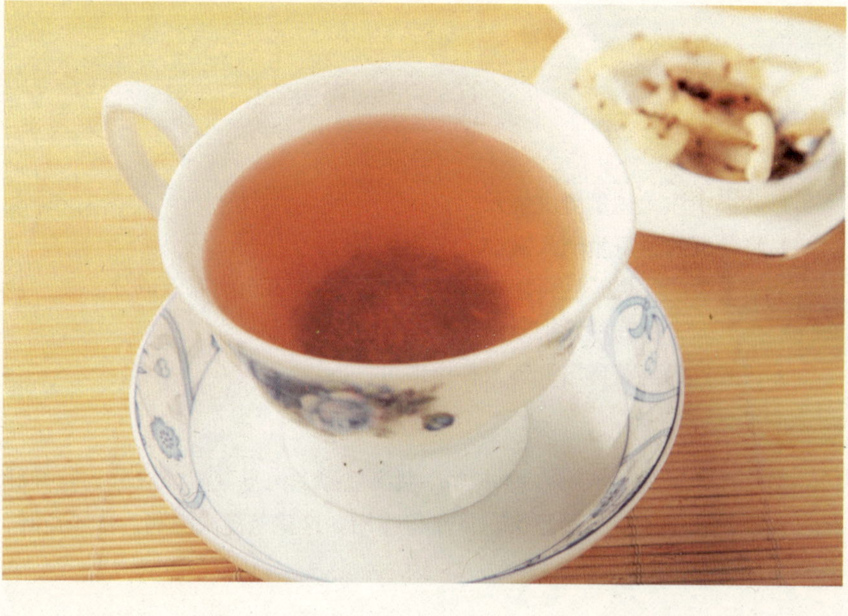

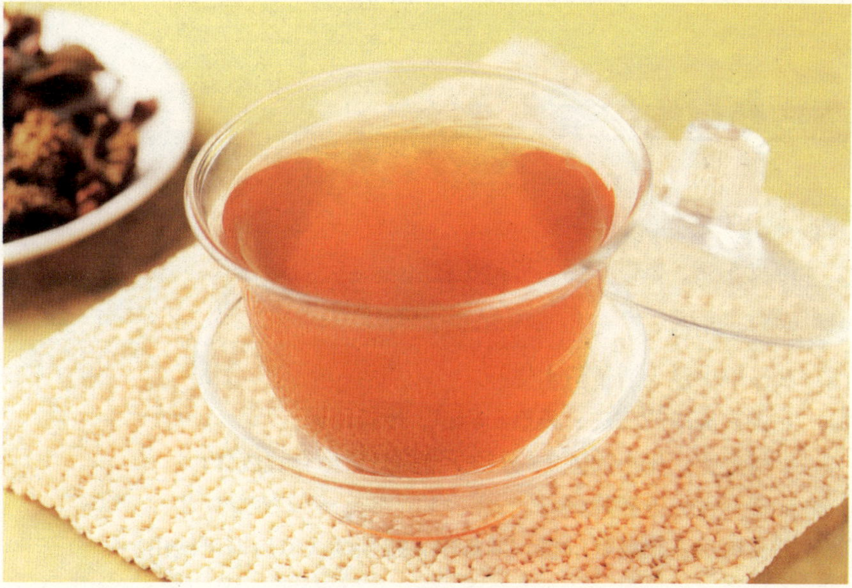

绞股蓝决明子三七茶

原料

绞股蓝 4 克、决明子 10 克、三七花 5 克

冲泡方法

1. 砂锅中注入适量清水烧开。
2. 倒入洗好的绞股蓝、决明子、三七花，搅拌片刻。
3. 盖上盖，用小火煮 20 分钟，至药材析出有效成分。
4. 揭开盖，搅拌片刻。
5. 关火后盛出煮好的药材，再滤入杯中，待稍微放凉即可饮用。

养生功效

决明子是平肝潜阳药，可用于肝阴不足、肝阳亢逆于上所致的头晕头痛、耳鸣耳聋、烦躁不安等症；绞股蓝、三七花均能清热平肝、降血压。此茶适合肝阳上亢、头晕烦躁者饮用。

陈皮桑椹枸杞茶

|原料|

陈皮 5 克、桑椹 6 克、枸杞 8 克

|冲泡方法|

1. 砂锅中注入适量清水烧开。
2. 倒入洗净的陈皮、桑椹、枸杞，搅拌片刻。
3. 盖上盖，用小火煮 15 分钟，至药材析出有效成分。
4. 揭开盖，搅拌片刻。
5. 关火后盛出煮好的茶，装杯中，待稍微放凉后即可饮用。

|养生功效|

陈皮可理气祛湿；桑椹、枸杞可滋润生津、益阴柔肝，防止肝阳过亢。饮用此茶能防止鼻腔、牙龈、呼吸道、皮肤等出血，以及牙痛、头痛眩晕、目赤眼疾等“春火”症状。

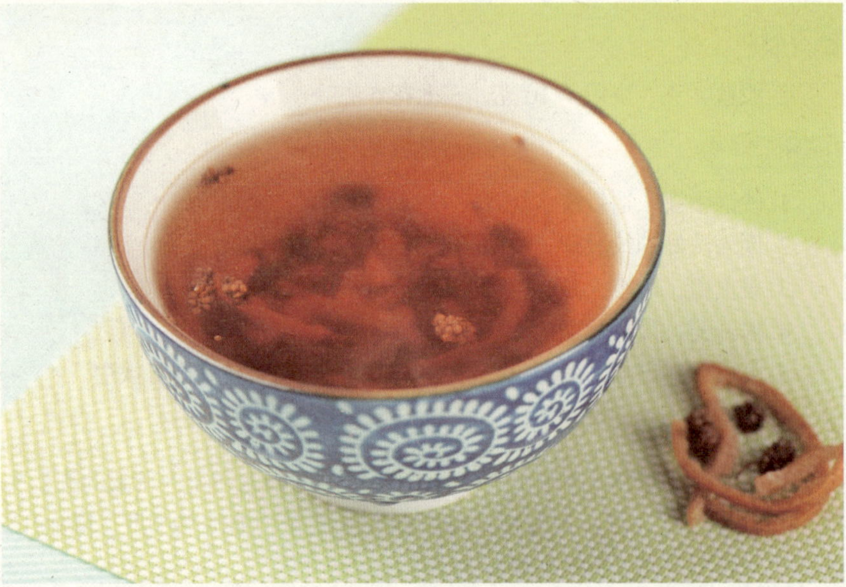

第三章

夏季清凉降心火的养生茶饮

●夏季炎热，在五行中属火，与五脏中的心相对应，因此夏季养心最当时，需谨防酷暑耗伤心气，导致心火。长夏时节，湿气较重，人会因暑湿困脾出现神疲乏力、烦闷、泄泻等不适。因此，夏季需要选择能清除身体的内热，利心火、散暑热以及健脾化湿的药材来调理身体。

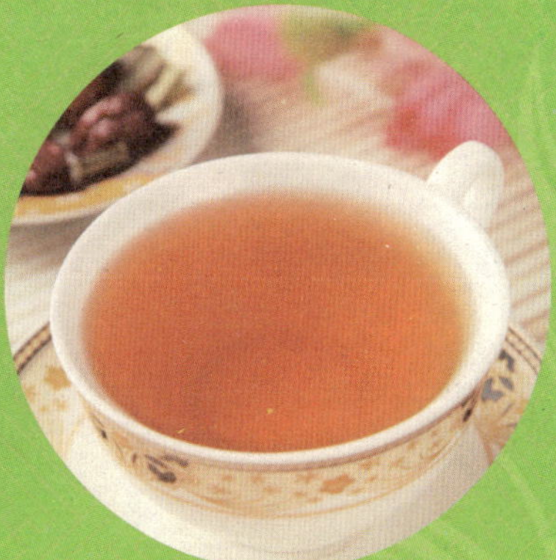

益胃茶

原料

枳实 25 克、蒲公英 20 克、党参 30 克

冲泡方法

1. 取萃取壶，通电后往内胆中注水至最高水位线。

2. 放入漏斗，倒入洗净的党参、蒲公英、枳实。

3. 扣紧壶盖，按下“开关”键，选择“萃取”功能，煮至药材有效成分析出。

4. 待指示灯跳至“保温”状态，拧开壶盖，取出漏斗。

5. 将煮好的药膳茶倒入杯中即可。

养生功效

枳实能破气消积、化痰散痞；党参补中益气、益脾养胃；蒲公英可清热解毒、利尿散结，主治胃炎等病症。三者同煮成一道益胃茶，可以调理肠胃，帮助缓解肠胃不适。

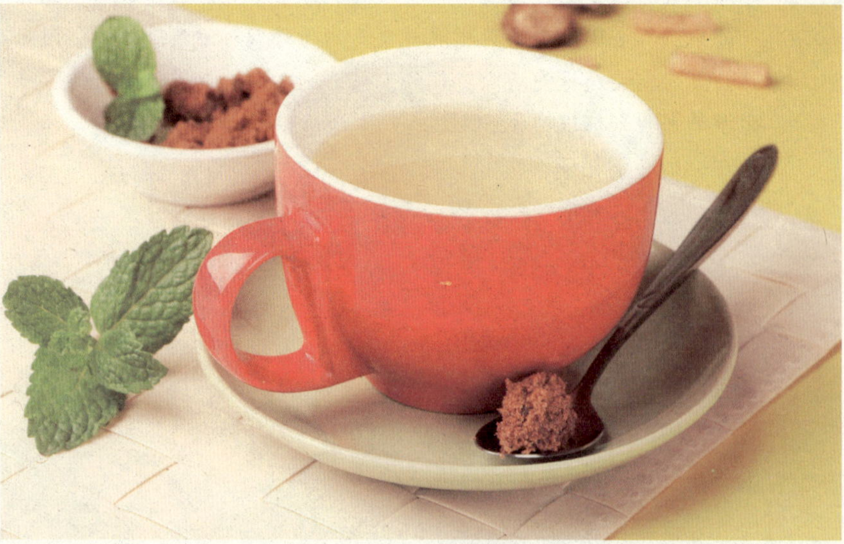

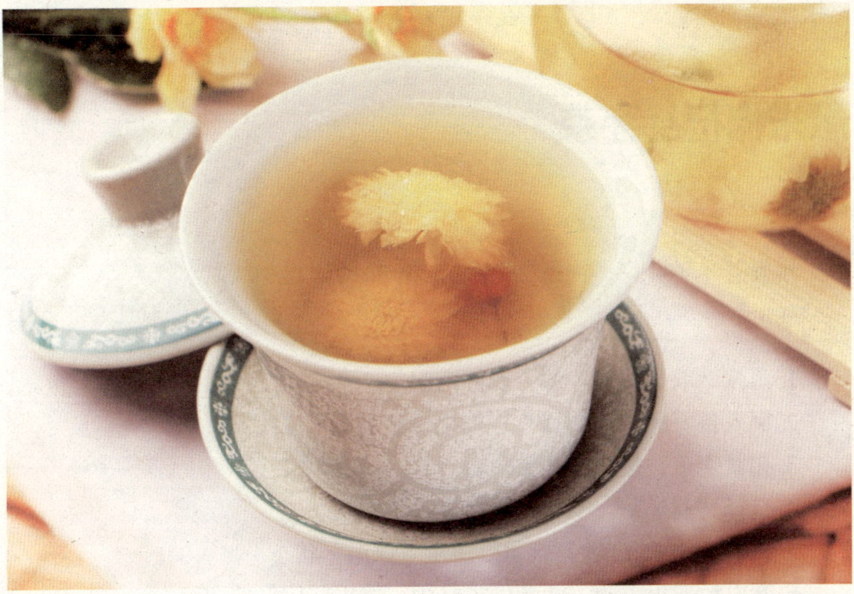

合欢菊花茶

原料

合欢花 12 克、菊花 10 克、蜂蜜 20 克

冲泡方法

1. 将合欢花和菊花放入盛水的碗中，搅拌片刻，清洗掉杂质，捞出，沥干，待用。

2. 砂锅置火上，加适量清水，放入合欢花和菊花。

3. 盖上盖，煮约 10 分钟至材料析出有效成分。

4. 揭开盖，倒出茶水，装在杯中。

5. 稍稍冷却后加入蜂蜜调匀即可。

养生功效

合欢花具有解郁安神、滋阴补阳、理气开胃、活络止痛等作用；菊花具有疏风、清热、明目等作用。合欢花与菊花、蜂蜜相配，可以和胃理气、清热排毒，帮助身体进行春夏之间的转换。

薏米枸杞红枣茶

|原料|

水发薏米100克、枸杞25克、红糖30克、红枣35克

|冲泡方法|

1. 蒸汽萃取壶接通电源，安好内胆。
2. 倒入备好的薏米、红枣、枸杞，注水至水位线。
3. 扣紧壶盖，按下“开关”键。
4. 选择“养生茶”图标，机器进入工作状态。
5. 机器运作35分钟，指示灯跳至“保温”状态。
6. 断电后取出内胆，药茶倒入杯中，饮用前放红糖即可。

|养生功效|

枸杞子具有养心明目、增强免疫等功效；红枣具有补中益气、养血安神等作用。中医认为红色入心，以上两味药材均对心脏有益，搭配健脾祛湿的薏米，非常适合初夏时节饮用。

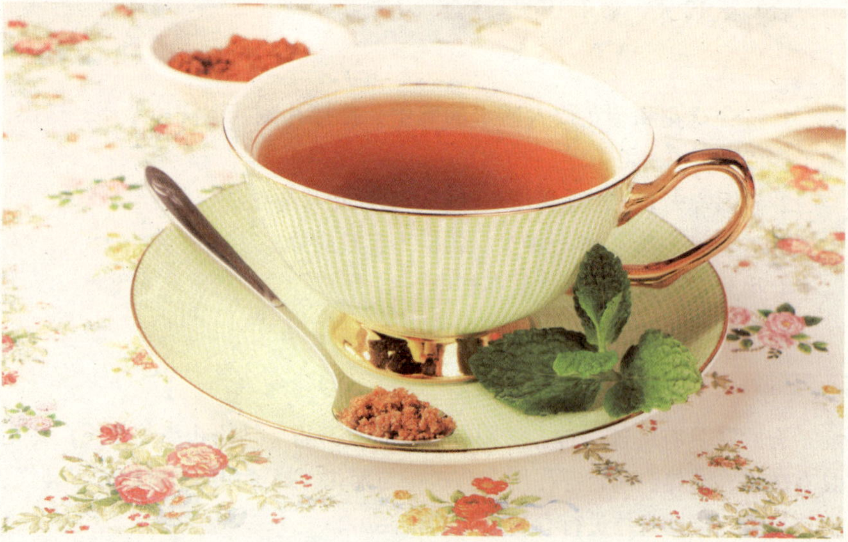

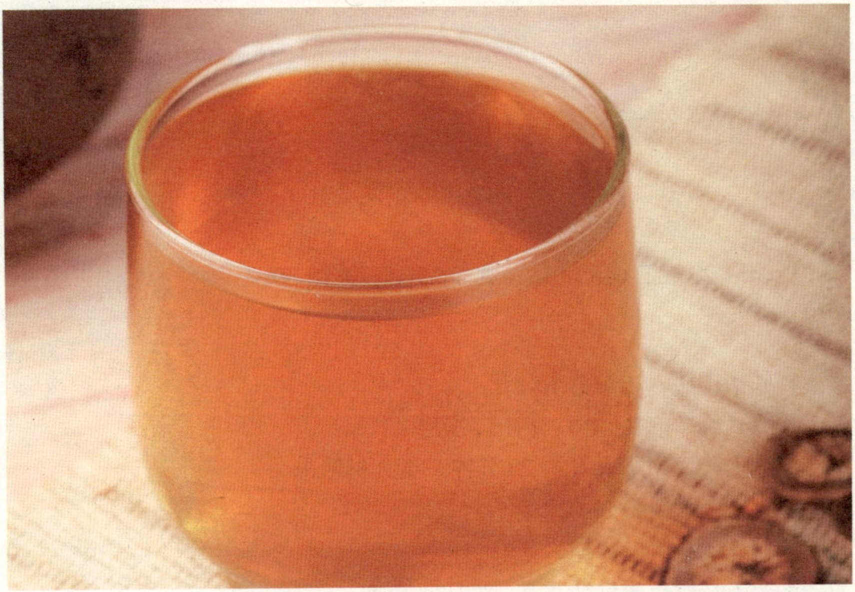

枳实麦芽茶

原料

枳实 10 克、麦芽 10 克

冲泡方法

1. 砂锅注入适量清水烧开。
2. 倒入枳实和麦芽。
3. 加盖，小火煮 10 分钟至有效成分完全释放。
4. 揭开盖子，搅拌片刻。
5. 把煮好的药茶盛出，滤入杯中即可。

养生功效

麦芽含淀粉酶、蛋白分解酶等酶类物质，能帮助身体分解摄入的营养物质，减轻胃肠负担。麦芽含人体每天补充的 B 族维生素，能促进体内有毒物质的分解。

龙眼枸杞党参茶

|原料|

桂圆肉 20 克、枸杞 8 克、党参 15 克、冰糖 30 克

|冲泡方法|

1. 砂锅中注入适量清水烧开。
2. 放入洗净的桂圆肉、枸杞、党参。
3. 盖上盖，用小火煮约 20 分钟，至食材熟透。
4. 揭盖，放入备好的冰糖。
5. 搅拌匀，煮至冰糖溶化。
6. 关火后盛出煮好的药茶，装入碗中即可。

|养生功效|

党参可以补脾胃气虚，症见四肢无力、食欲不振、大便稀溏等；枸杞含有胡萝卜素、B 族维生素、维生素 C、钙、铁等营养成分；桂圆肉可养心益智。三者同用，强身益胃又护心。

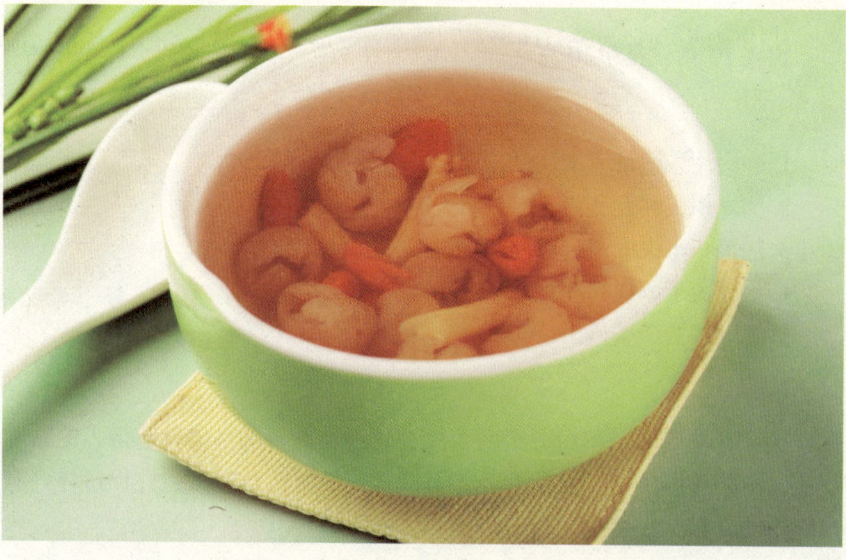

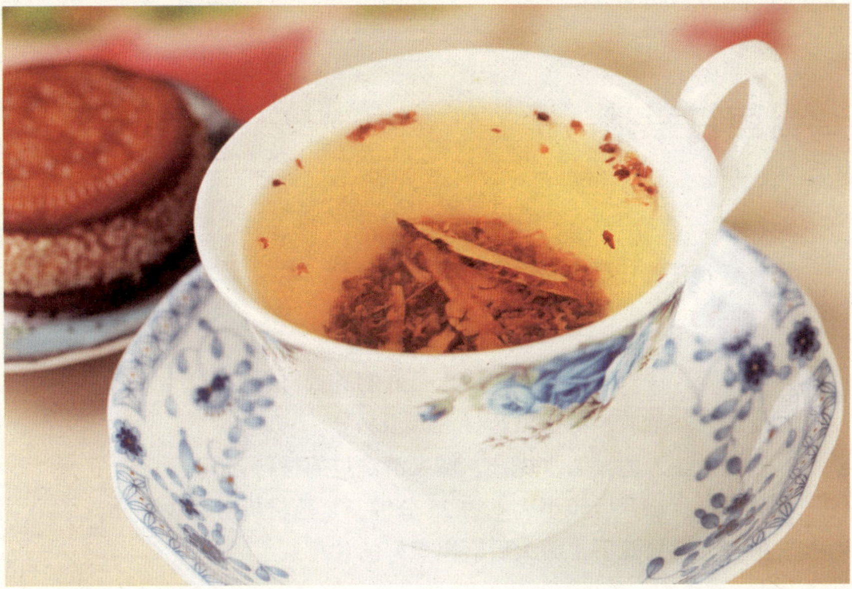

桂花甘草茶

原料

桂花 4 克、甘草 3 克

冲泡方法

1. 取茶杯，倒入桂花、甘草。
2. 注入开水，冲洗，滤出水分。
3. 再向杯中注入开水至八九分满。
4. 盖上盖，泡约 10 分钟。
5. 揭盖，趁热饮用即可。

养生功效

甘草有补脾益气、清热解毒、祛痰止咳等功效；桂花的香味沁人心脾，有开胃醒脾之功。此茶甜香可口，芬芳四溢，能健脾益胃、补益气血。

鸡骨草甘草茶

原料

鸡骨草 8 克、甘草 5 克、蜜枣 12 克

冲泡方法

1. 取一碗，注入适量温水，放入备好的各式材料。
2. 清洗去除杂质，再捞出药材，沥干水分。
3. 砂锅中注入适量清水烧开，倒入清洗过的材料。
4. 盖上盖，烧开后转小火煮约 25 分钟，至药材析出有效成分。
5. 揭盖，搅拌几下，关火后盛出煮好的甘草茶。

养生功效

鸡骨草含有大豆皂醇 A、葛根皂醇、槐花二醇、甘草次酸、胆碱、大黄酚、大黄素甲醚等有效成分，搭配药效全面的甘草煎煮而成的茶饮，具清热利湿、益胃健脾等功能。

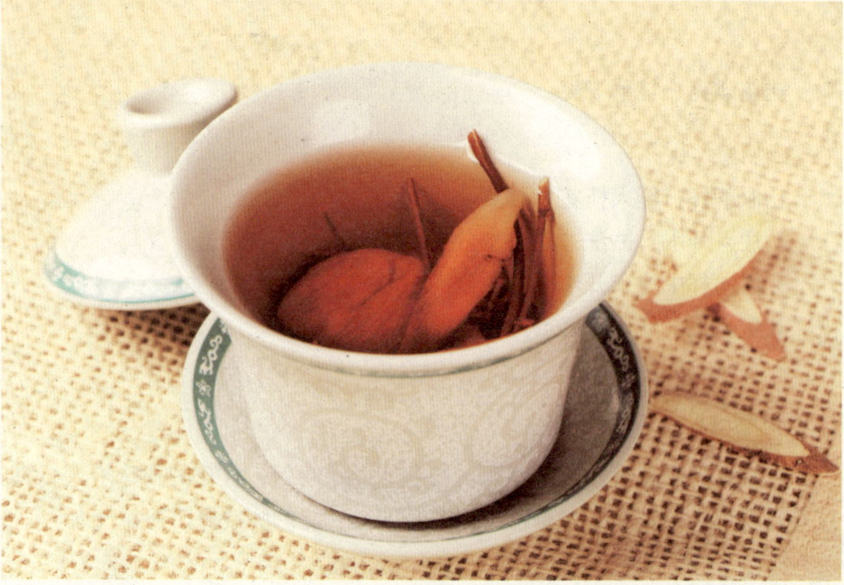

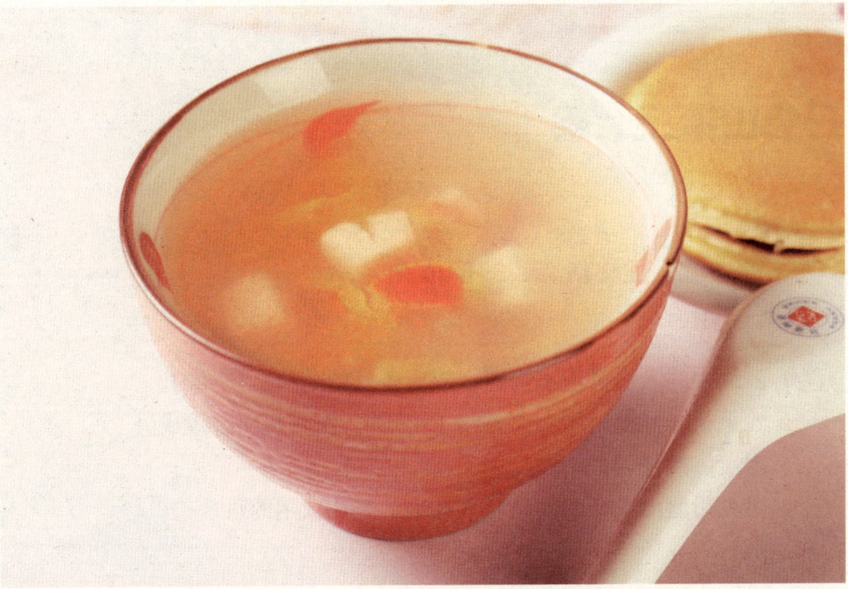

山楂茯苓薏米茶

原料

山楂 15 克、薏米 20 克、茯苓 10 克、鸡内金 6 克、白糖 5 克

冲泡方法

1. 洗净的山楂去蒂，切开，去核，再切成小块，待用。
2. 砂锅中注入适量清水烧开。
3. 倒入茯苓、薏米、鸡内金，放入山楂，搅拌匀。
4. 盖上盖，小火煮约 20 分钟至药材析出有效成分。
5. 揭开盖，加入适量白糖调味。
6. 关火后盛出煮好的茶水，装入碗中即可。

养生功效

山楂、鸡内金是消食良药；薏米能健脾祛湿；茯苓有健脾、祛湿、安神之功。此茶是一款调养脾胃、祛湿保健的养生茶，可经常饮用。

丹参山楂三七茶

原料

山楂 20 克、丹参 15 克、三七 10 克

冲泡方法

1. 砂锅中注入适量清水烧开，放入备好的药材，搅拌匀。
2. 盖上盖，煮沸后用小火煮约 15 分钟，至其析出有效成分。
3. 揭盖，搅拌匀，略煮片刻。
4. 关火后盛出煮好的药茶装入杯中，趁热饮用即可。

养生功效

丹参具有清心除烦、养血安神、活血调经、祛瘀止痛等功效，对心脏非常有益；三七含有人参皂苷、三七皂苷、槲皮素、谷甾醇及葡萄糖苷等成分，能促进细胞分裂生长，具有较好的补血功效。

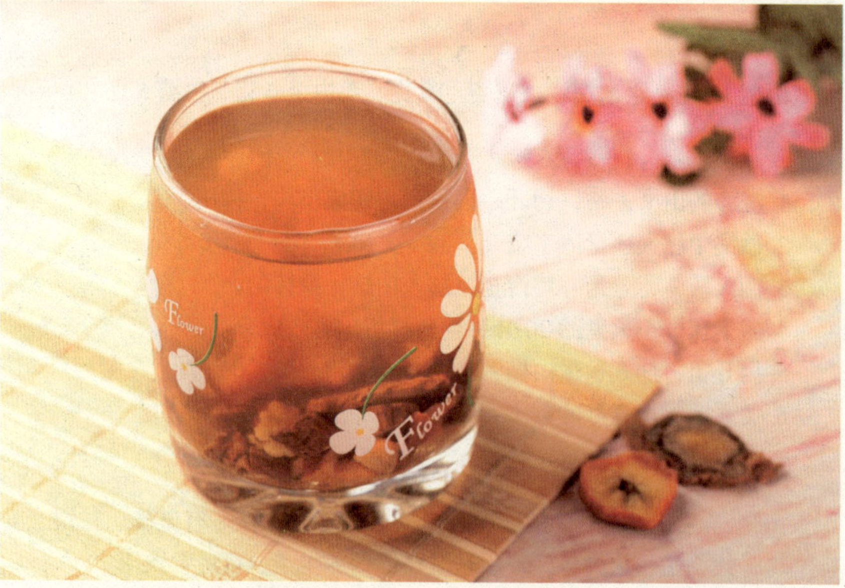

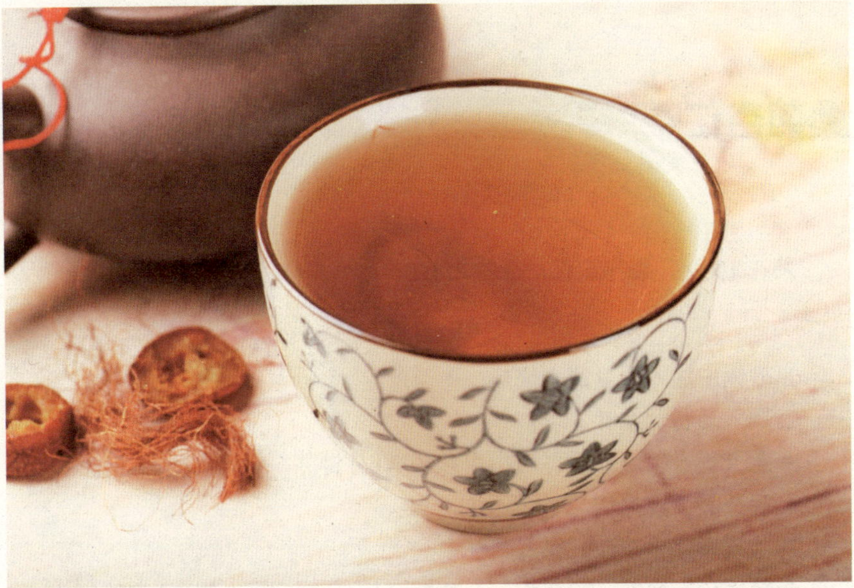

玉米须山楂茶

|原料|

干山楂 10 克、玉米须 3 克、蜂蜜少许

|冲泡方法|

1. 砂锅中注入适量清水烧开。
2. 放入洗净的玉米须、干山楂，搅拌一会儿。
3. 盖上盖子，煮沸后用小火煮约 15 分钟，至其析出有效成分。
4. 揭盖，搅拌一小会儿，关火后盛出煮好的药茶。
5. 将药茶装入杯中，加入少许蜂蜜拌匀，趁热饮用即可。

|养生功效|

玉米须有利尿、降压、利胆和止血等保健作用，其利尿作用虽不及西药快，但作用却比较持久，而且温和不伤身。这款茶饮由干山楂、玉米须煮制，加蜂蜜调味，甘甜滋润，排毒效果极佳。

桑菊杏仁茶

原料

菊花 10 克、桑叶 6 克、杏仁 25 克、冰糖少许

冲泡方法

1. 砂锅中注入适量清水烧热。
2. 倒入菊花、桑叶、杏仁。
3. 盖上盖子，烧开后再用小火煮约 20 分钟。
4. 揭开盖，搅拌均匀。
5. 关火后盛出茶汁，滤入茶杯中。
6. 放入少许冰糖，搅拌均匀至冰糖溶化，待稍微放凉后即可饮用。

养生功效

此茶中桑叶、菊花能疏散肌表风热，配以祛痰止咳的苦杏仁、甘寒凉润的冰糖一起制成的药茶，有疏风清热的功效，有助于排出肺部和肝脏中的毒素。

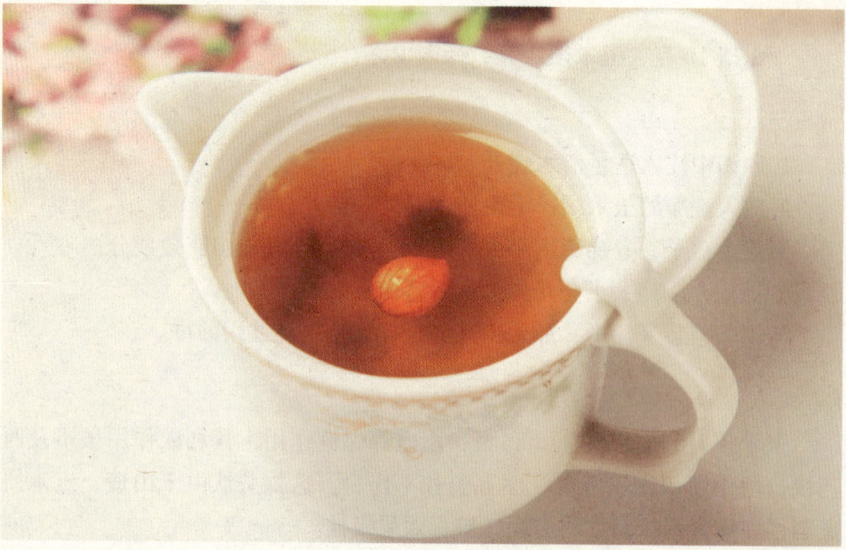

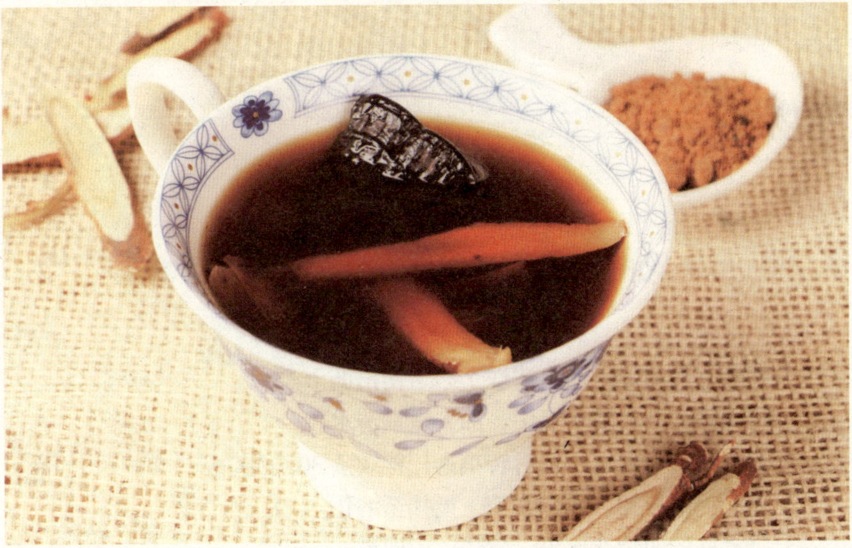

灵芝甘草茶

原料

灵芝 12 克、甘草 8 克、蜜枣 20 克

冲泡方法

1. 砂锅中注入清水烧热。
2. 倒入洗净的灵芝。
3. 放入洗好的甘草，撒上备好的蜜枣。
4. 盖盖，小火煮约 60 分钟至药材析出有效成分。
5. 揭盖，搅拌几下，关火后盛出煮好的甘草茶。
6. 装在茶杯中，趁热饮用即可。

养生功效

灵芝能够补五脏之虚、补全身之气，全面提高人体的免疫力，搭配同样能调理五脏、调和气血的甘草，以及补血、健胃的蜜枣，便组成一款可增强体质的综合调理药茶。

四物饮

原料

当归 10 克、川芎 8 克、熟地黄 12 克、白芍 12 克、红糖适量

冲泡方法

1. 把所有药材放入水中清洗干净，捞出沥干。
2. 将洗好的药材放入锅中，加入适量清水。
3. 盖上锅盖，大火烧开后转小火，继续煮 30 分钟。
4. 揭开锅盖，加入适量红糖，搅拌至溶化。
5. 将煮好的四物饮盛出，趁热饮用即可。

养生功效

四物饮是中医补血、养血的经典方药，在芒种这一天喝四物饮可以补心血，为即将到来的“苦夏”打好身体基础。四物饮还具有补血调经的效果，可减缓女性的经痛。

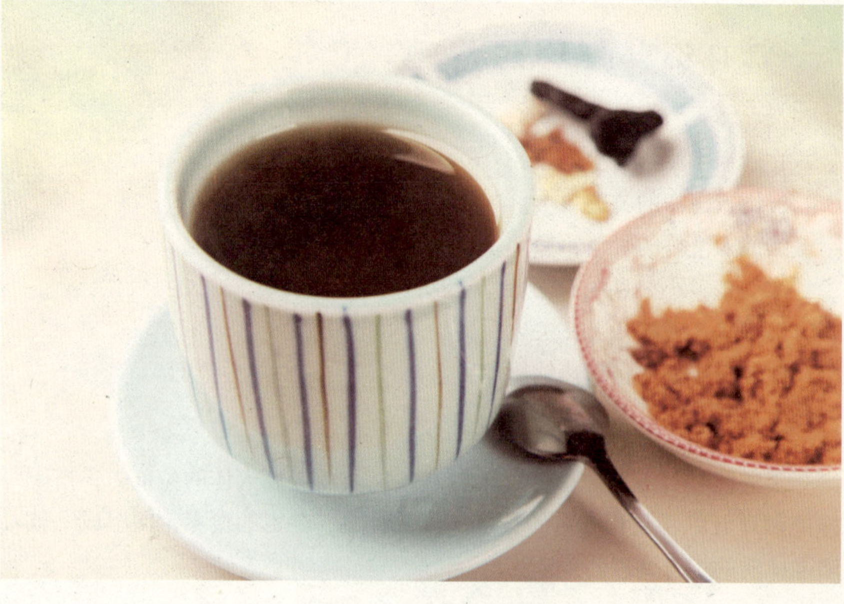

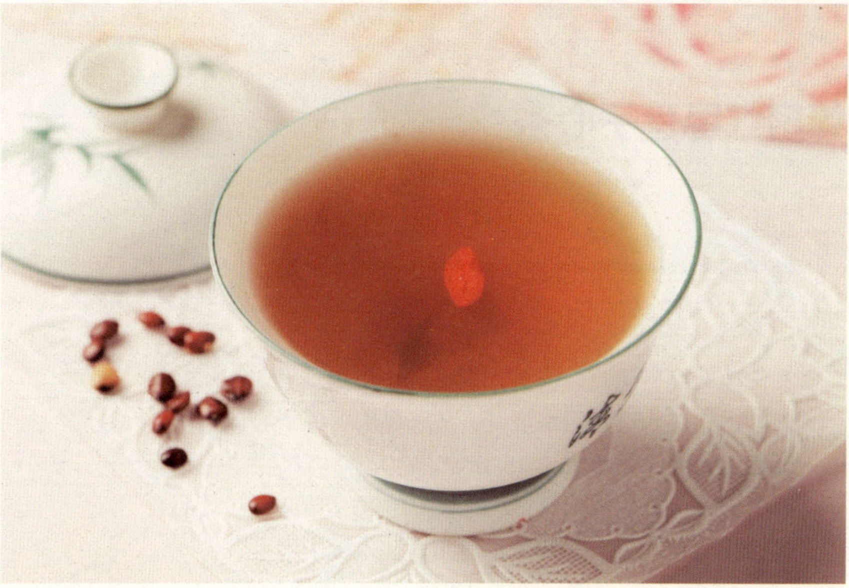

酸枣仁枸杞茶

|原料|

酸枣仁 8 克、枸杞 5 克

|冲泡方法|

1. 砂锅中注入适量清水烧开。
2. 倒入洗净的枸杞、酸枣仁。
3. 盖上盖，用小火煮 15 分钟，至析出营养成分。
4. 揭开盖，搅拌几下。
5. 把煮好的酸枣仁枸杞茶盛出，装入杯中即可。

|养生功效|

酸枣仁有宁心安神、敛汗生津的功效，常用于虚烦不眠、惊悸健忘、体虚多汗等症；枸杞能滋养心血。夏至时节饮用此茶能安神补血，提高睡眠质量。

蜂蜜红枣莲子心茶

原料

莲子心 7 克、红枣 15 克、蜂蜜 20 克

冲泡方法

1. 洗净的红枣切开，去核，把枣肉切小块。
2. 砂锅中注入适量清水烧开，放入枣肉、莲子心。
3. 盖上盖子，用小火煮 15 分钟。
4. 揭盖，关火后放入蜂蜜。
5. 搅拌均匀，将煮好的茶水盛出，装入碗中即可。

养生功效

莲子心有清热、固精、安神、强心的功效，红枣有益气养血的作用，两药合用，直泻心火，可以有效消除夏季的烦躁情绪，使心血得到滋养，睡眠自然安稳充足。

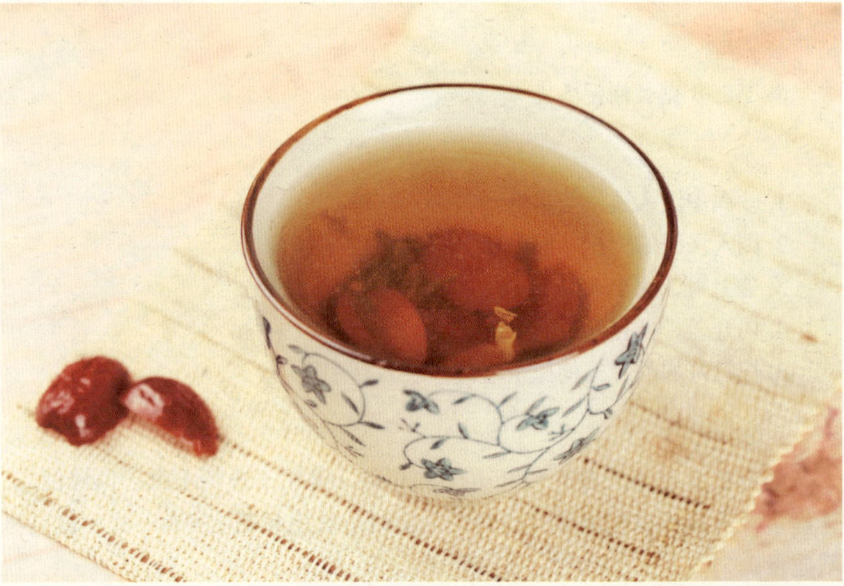

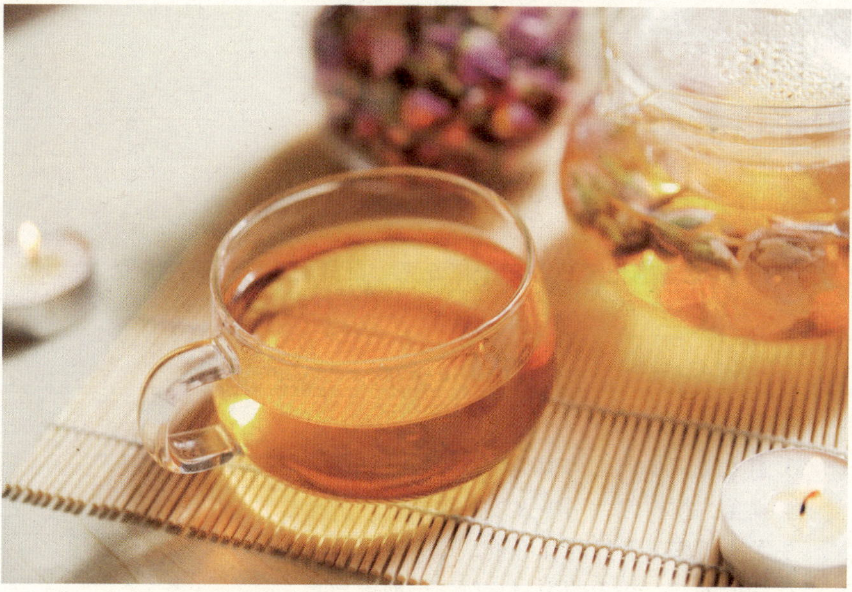

玫瑰花茶

原料

玫瑰花 8 克、茉莉花 5 克、绿茶叶 15 克

冲泡方法

1. 取一碗清水，倒入备好的材料，清洗干净。
2. 捞出洗好的材料，沥干水分，待用。
3. 另取一个玻璃杯，倒入洗好的材料。
4. 注入适量开水，至八九分满。
5. 泡约 2 分钟，至散出茶香，趁热饮用即可。

养生功效

玫瑰花具有理气解郁、和血散瘀等功效；茉莉花能理气和中、开郁辟秽；绿茶可清热解暑，抗菌消炎，帮助身体对抗氧自由基，从而增强免疫力。三者合用既有排毒，又有滋养的功效。

柏子仁养心茶

原料

当归 10 克、枸杞 8 克、柏子仁 6 克、石菖蒲 5 克、茯神 4 克

冲泡方法

1. 砂锅中注入适量清水，用大火烧开。
2. 倒入洗好的药材。
3. 盖上盖，小火煮约 15 分钟，至药材析出有效成分。
4. 揭盖，搅拌匀，用中火续煮片刻。
5. 关火后盛出煮好的养心茶。
6. 滤取茶汁，装入碗中，趁热饮用即可。

养生功效

柏子仁含有不饱和脂肪酸、挥发油、皂苷、蛋白质及钙、磷、铁等营养成分，具有养心安神、润肠通便的功效，可辅助治疗惊悸、失眠、盗汗等病症，配伍多种药材养心效果更佳。

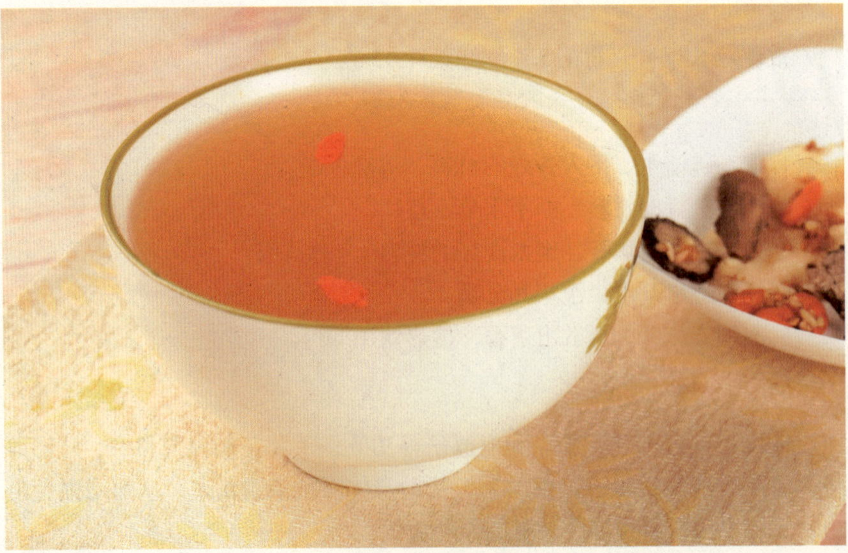

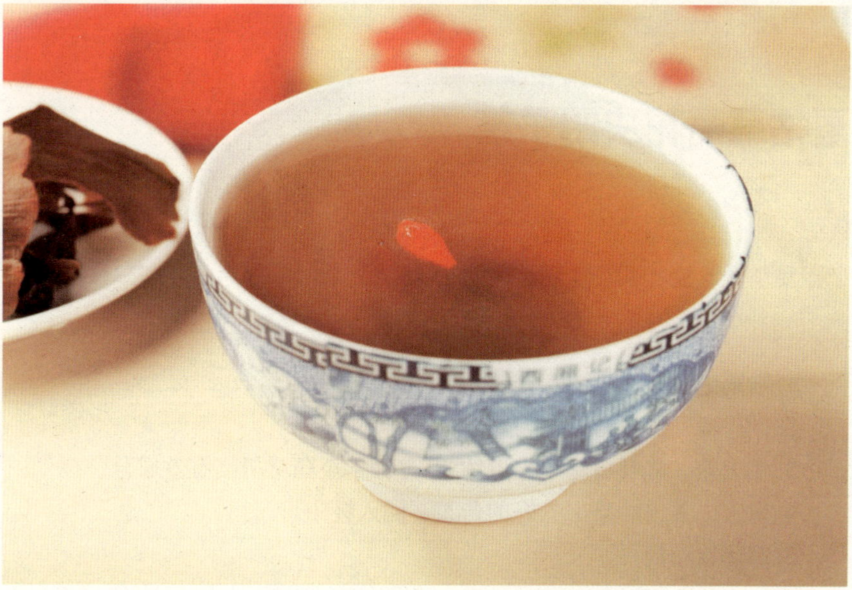

首乌银杏叶钩藤茶

原料

何首乌 10 克、银杏叶 5 克、钩藤 8 克

冲泡方法

1. 砂锅中注入适量清水烧开。
2. 放入洗净的何首乌、银杏叶、钩藤，搅拌匀。
3. 盖上盖，用小火煮 20 分钟，至药材析出有效成分。
4. 揭开盖，将药材及杂质捞干净。
5. 把煮好的药茶盛出，装入碗中，待稍微放凉即可饮用。

养生功效

银杏叶具有活血养心、敛肺涩肠的功效，可用于治疗胸痹心痛等症；何首乌能养心安神、补肝益肾；钩藤可改善血液循环，使心脏的功能恢复。此茶可补心血、宁心神。

夏枯草菊花决明子茶

|原料|

夏枯草 5 克、菊花 4 克、决明子 15 克

|冲泡方法|

1. 砂锅中注入适量清水烧热。
2. 倒入备好的药材，拌匀。
3. 盖上盖，烧开后用小火煮约 40 分钟，至药材析出有效成分。
4. 揭盖，关火后盛出煮好的药茶，滤入杯中。
5. 趁热饮用即可。

|养生功效|

夏枯草制作的药茶有很好的清热解毒、降暑降温功效，还能抗菌消炎、利尿消肿；菊花能疏散风热、降火明目；决明子性微寒，可润肠通便、降脂明目。三者合用，解暑功效极佳。

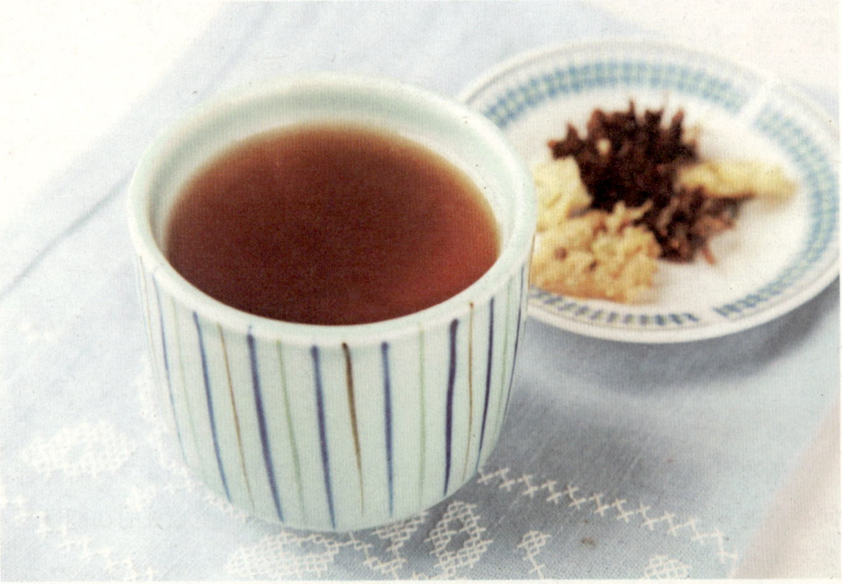

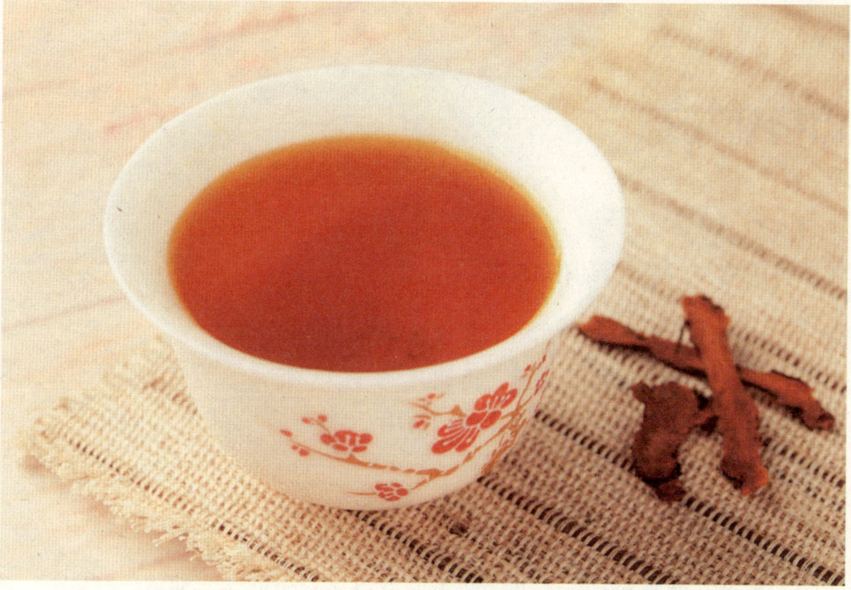

黄连茶

原料

黄连 10 克

冲泡方法

1. 砂锅中注入适量清水烧开。
2. 放入洗好的黄连，搅拌匀。
3. 盖上盖子，烧开后用小火煮 20 分钟，至药材析出有效成分。
4. 揭开盖，搅拌片刻，将药材及杂质捞干净。
5. 关火后盛出煮好的药茶，装入杯中，待稍微放凉后即可饮用。

养生功效

黄连有清热燥湿、泻火解毒等功效，可缓解心火亢盛、心烦不寐等症状。这道茶饮制作简单，喝上一口，甘苦清凉，适合在炎热的夏季饮用，有助于降心火。

山楂菊花茶

原料

鲜山楂 90 克、干菊花 15 克

冲泡方法

1. 将洗净的山楂去除头尾，再切开。
2. 去除果核，把果肉切成小块，备用。
3. 砂锅中注入适量清水烧开。
4. 倒入洗净的干菊花，放入山楂，搅拌匀。
5. 盖盖，小火煮约 10 分钟至食材析出营养物质。
6. 揭盖，略微搅拌一会儿，关火后盛出煮好的菊花茶即可。

养生功效

山楂中含有独特的酶类，能帮助脂肪分解，其酸味物质还能促进胃酸分泌，因此具有开胃、消食、降脂的作用；菊花可祛肝火，清凉解暑。两者做成茶饮，可缓解暑热导致的食欲不振。

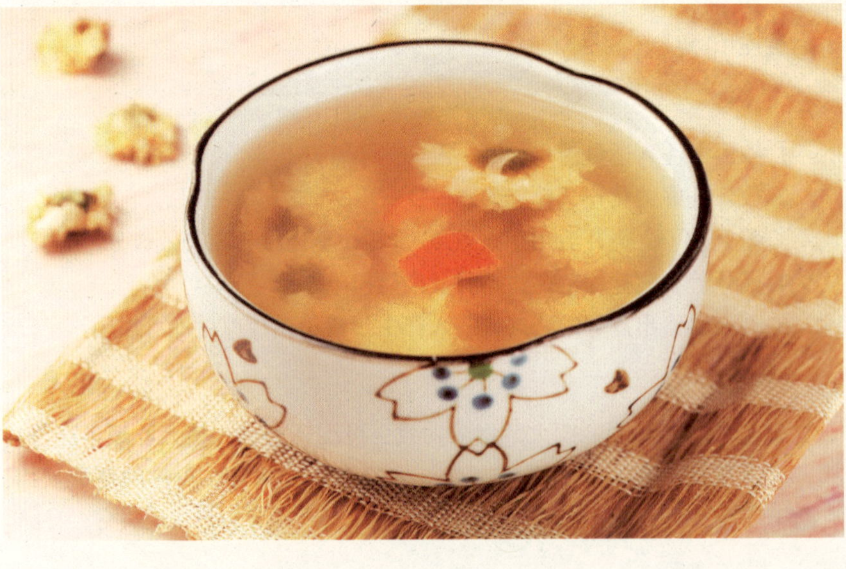

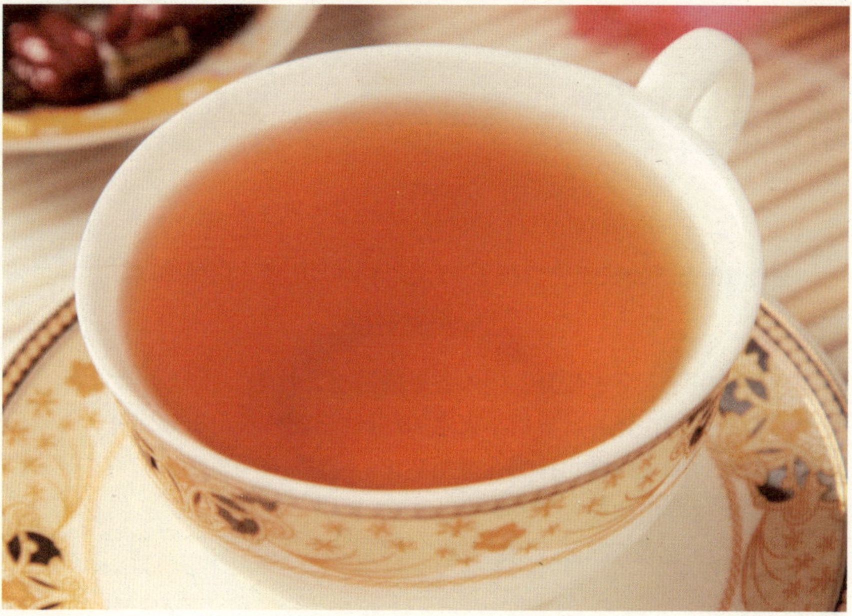

竹叶红枣饮

原料

竹叶 10 克、红枣 35 克、冰糖适量

冲泡方法

1. 砂锅中注入适量清水烧热，倒入备好的竹叶，放入洗净的红枣。
2. 盖上盖，烧开后用小火煮约 30 分钟，至药材析出有效成分。
3. 揭盖，放入适量冰糖，搅拌匀，用大火煮至溶化。
4. 关火后盛出煮好的红枣饮，滤入杯中即成。

养生功效

中医认为夏应心，炎热的夏季易上心火，竹叶能清热除烦、生津利尿，可用于心火炽盛引起的尿少而赤等症，搭配养心安神的红枣，还可促睡眠。

猪苓茶

|原料|

猪苓 10 克、桂枝 5 克、茯苓 15 克、白术 10 克、白糖 20 克

|冲泡方法|

1. 砂锅中注入清水烧开，倒入备好的药材，拌匀。
2. 盖上盖子，烧开后再用小火煮 30 分钟至药材析出有效成分。
3. 揭盖，加入白糖，拌匀，煮至溶化。
4. 关火后盛出药茶，装入碗中。
5. 待稍微放凉后即可饮用。

|养生功效|

猪苓有利水渗湿的功效，可治小便不利、水肿、泄泻、淋浊、带下等症，配伍健脾祛湿的茯苓、白术，以及温阳散寒的桂枝，非常适合在夏末时节饮用，有助于驱除体内的湿气、寒气。

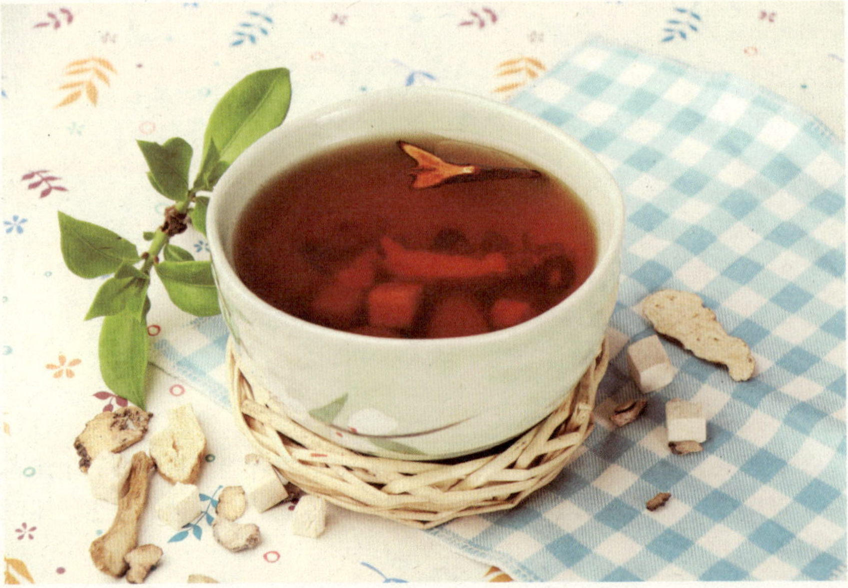

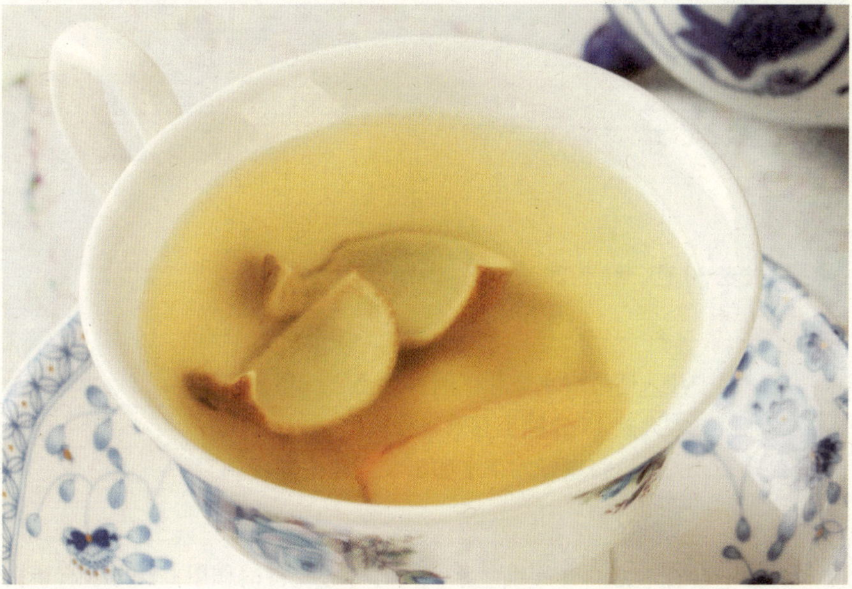

陈皮生姜甘草茶

|原料|

陈皮 3 克、姜片 10 克、甘草 6 克

|冲泡方法|

1. 砂锅中注入适量清水烧开，倒入备好的陈皮、甘草、姜片。
2. 盖上盖，用大火烧开后转小火煮约 15 分钟，至药材析出有效成分。
3. 揭盖，关火后盛出煮好的药汁，装入杯中。
4. 趁热饮用药茶即可。

|养生功效|

陈皮和生姜都有祛湿作用，能使血管扩张，促使身上的毛孔张开，这样不但能把多余的热气带走，同时还把体内的湿气、寒气一同带出，消除各种不适。

红枣大麦茶

|原料|

熟大麦 30 克、红枣 20 克

|冲泡方法|

1. 砂锅中注入适量清水烧开，倒入大麦、红枣，拌匀。
2. 加盖，大火煮 15 分钟至有效成分析出。
3. 揭盖，关火后将煮好的茶水盛出装入杯中即可。

|养生功效|

大麦中含有丰富的 B 族维生素，具有养心安神的作用；红枣含有蛋白质、糖类、胡萝卜素、B 族维生素、维生素 C、维生素 P、钙、磷、铁等营养成分，可补血、健脾、养心。

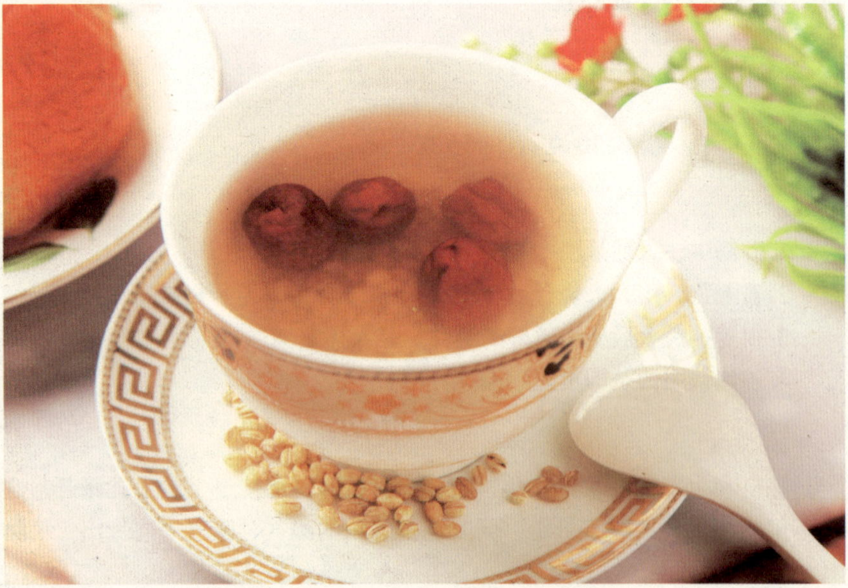

第四章

秋季润祛肺燥的养生茶饮

●秋季气温降低，雨量减少，气候偏于干燥。中医认为肺为“娇脏”，不耐寒热，且恶燥。秋季干燥的气候极易损伤肺阴，使人产生口干咽燥、干咳、皮肤干、便秘等不适症状，因此秋季养生要滋阴润肺。此外，酸味的食材和药材有助于收敛肺气。

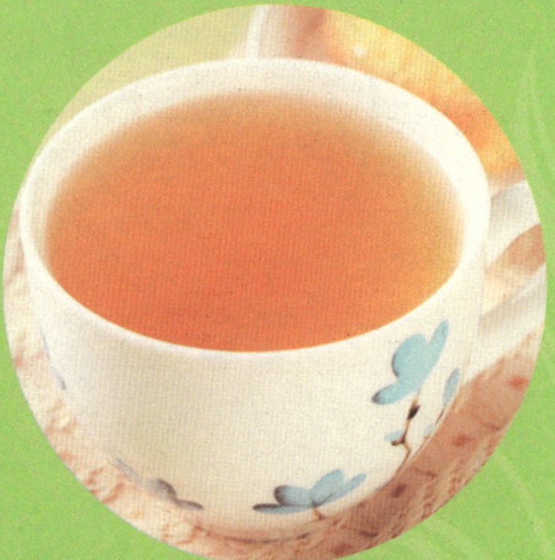

麦冬竹茹茶

原料

麦冬 20 克、竹茹少许、冰糖 15 克

冲泡方法

1. 砂锅中注入适量清水烧开，倒入备好的竹茹、麦冬，搅拌均匀。
2. 盖上盖，烧开后用小火煮约 15 分钟。
3. 揭盖，倒入冰糖。
4. 搅拌均匀，煮至冰糖溶化。
5. 关火后盛出煮好的茶水，装入碗中即可。

养生功效

麦冬具有养心润肺、益胃生津、清热化痰等功效；竹茹可清热止呕、涤痰开郁、解热除烦。此款药茶中加入冰糖既能改善口感，又能增强养阴润肺的功效。

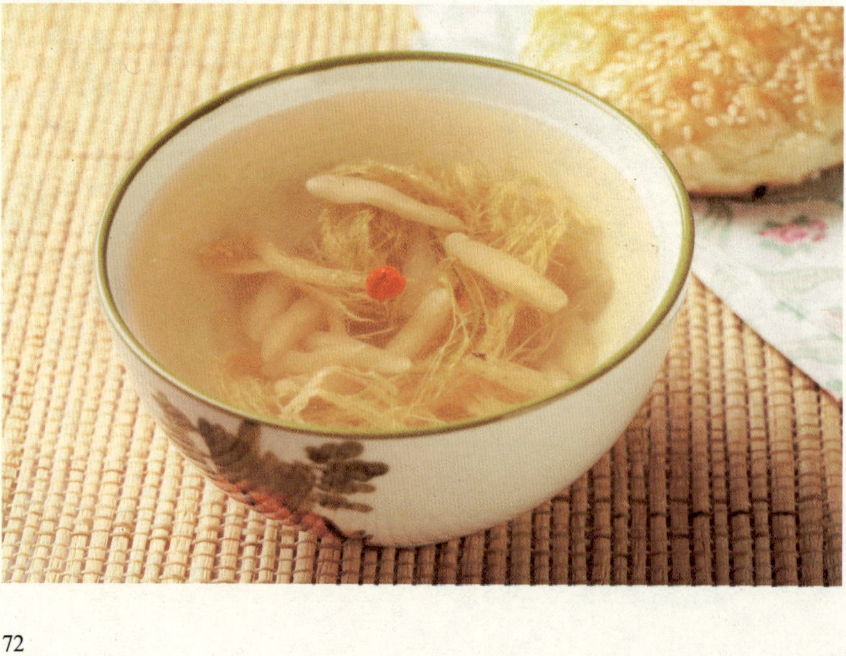

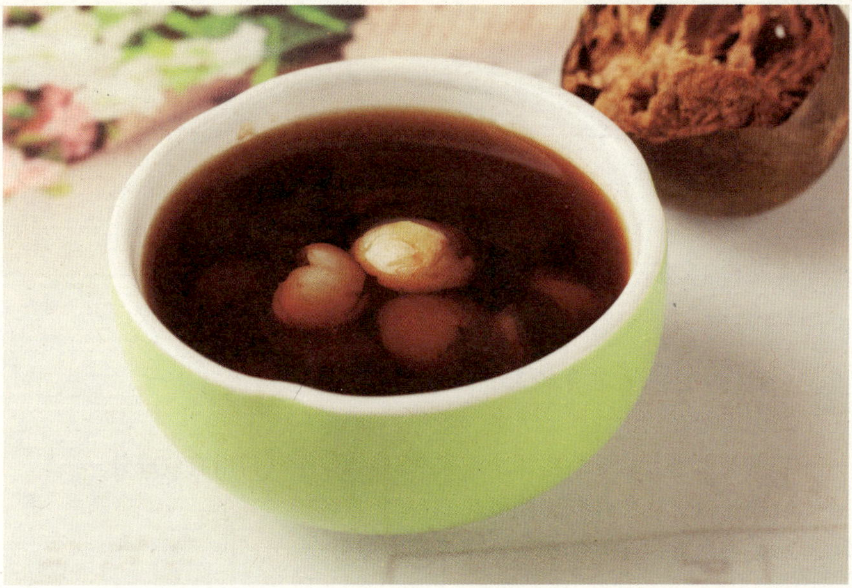

罗汉果桂圆茶

原料

罗汉果 45 克、桂圆肉 35 克

冲泡方法

1. 砂锅中注入适量清水烧开。
2. 放入备好的罗汉果、桂圆肉，搅拌至均匀。
3. 盖上盖，用小火煮约 20 分钟至食材熟透。
4. 揭开盖，搅拌匀。
5. 关火后盛出煮好的茶，装入碗中即可。

养生功效

桂圆有益脾、健脑、补血益气的作用；罗汉果含有果糖、氨基酸、黄酮等成分，具有清热凉血、生津止咳、美容养颜等功效。

天花粉二冬茶

原料

天花粉 15 克，天冬、麦冬各 10 克

冲泡方法

1. 砂锅中注入适量清水烧开。
2. 倒入备好的天花粉、天冬、麦冬。
3. 盖上盖子，烧开后再用小火煮 20 分钟，至其析出有效成分。
4. 揭开盖，用勺拌匀，略煮片刻。
5. 关火后盛出煮好的药茶，装入杯中即可。

养生功效

天花粉降火润燥、清肺化痰；天冬养阴清热、滋润肺肾；麦冬养阴润肺、清心除烦。三者合用味道清淡滋润，有明显的润肺效果，并能增强身体的免疫力。

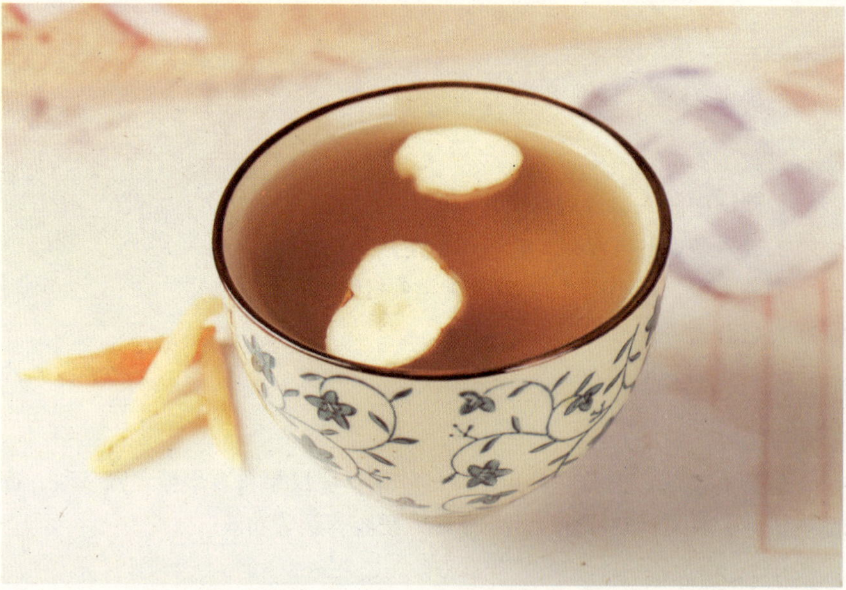

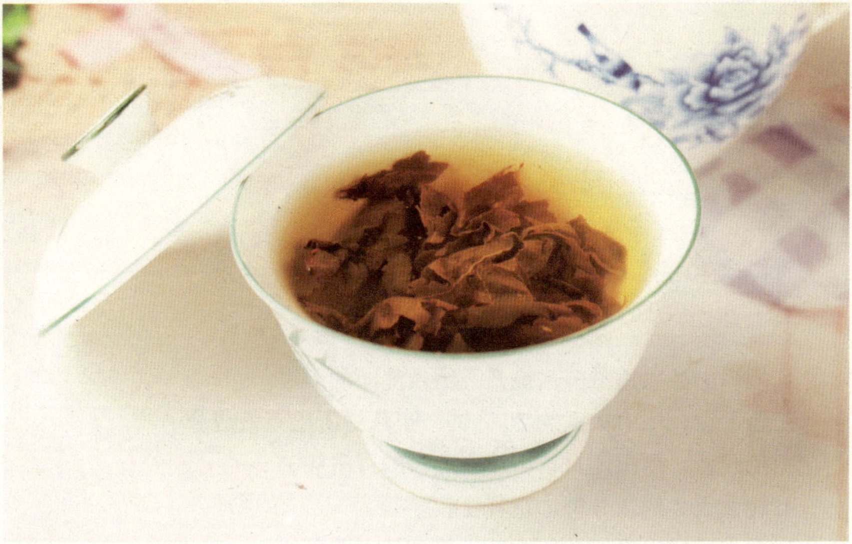

荷叶乌龙茶

原料

乌龙茶叶 10 克、荷叶碎 6 克

冲泡方法

1. 砂锅中注入适量清水烧开，转中火保温待用。
2. 取一个干净的茶杯，倒入洗净的乌龙茶叶与荷叶碎。
3. 舀入少许开水，清洗一遍，去除杂质。
4. 沥干后装入茶杯中，再次倒入适量开水，至九分满。
5. 盖上杯盖，泡约 5 分钟，至其析出有效成分。
6. 揭盖后趁热饮用即可。

养生功效

乌龙茶含有茶多酚、植物碱、维生素及钾、钙、镁、铁、锰、磷等营养物质，有提神益思、消除疲劳、生津利尿、解热防暑的作用，适合秋季饮用，搭配荷叶更能清热利湿。

橄榄芦根茶

原料

青橄榄 40 克、芦根 15 克

冲泡方法

1. 砂锅中注入适量清水烧开，倒入洗净的芦根。
2. 盖上盖，用中火煮约 20 分钟，至药材析出有效成分。
3. 揭开盖，捞出药材，再放入洗净的青橄榄。
4. 转大火煮约 3 分钟，至其变软。
5. 关火后盛出煮好的芦根茶，装在杯中即可。

养生功效

青橄榄有清热解毒、利咽化痰、生津止渴、除烦醒酒等功效；芦根具有清热生津、除烦、止呕、利尿的作用。这款药茶味道微酸，饮用后能缓解咽喉不适、润燥生津。

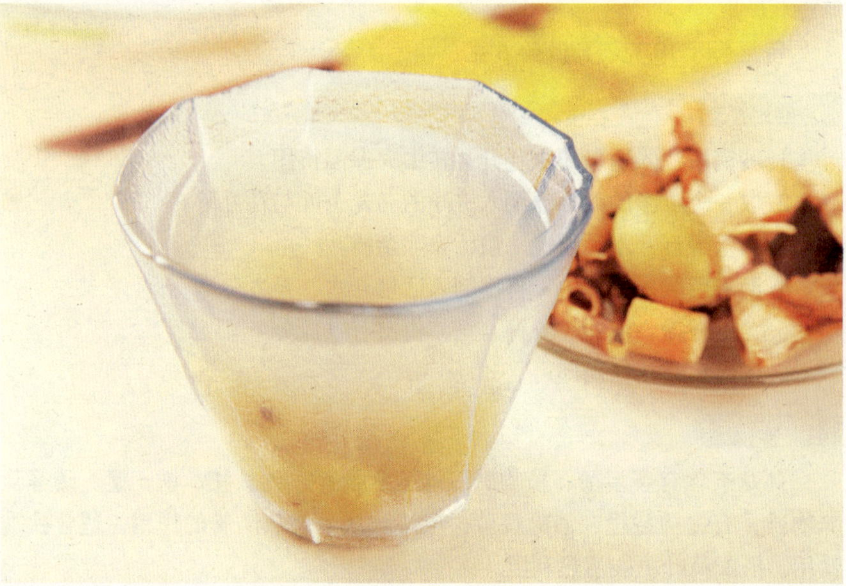

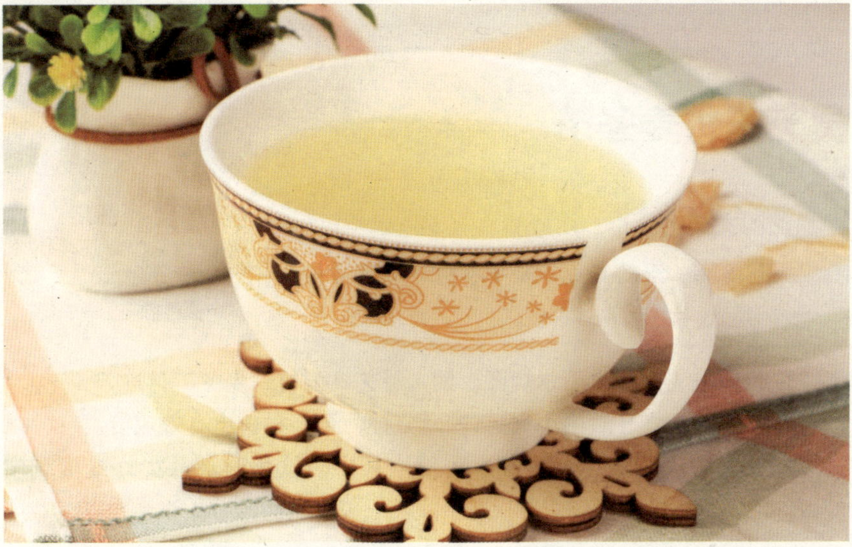

人参麦冬茶

原料

人参 60 克、麦冬 20 克

冲泡方法

1. 备好的人参切片，待用。
2. 蒸汽萃取壶接通电源，往内胆中注水至水位线。
3. 放上漏斗，倒入人参片、麦冬，扣紧壶盖，按下“开关”键，机器进入工作状态。
4. 机器自行运作 5 分钟，指示灯跳至“保温”状态。
5. 断电后取出漏斗，将药茶倒入杯中即可。

养生功效

人参含多种皂苷和多糖类成分，具有滋阴补阳、扶正固本的作用，能增强人体的免疫力；麦冬可以养阴生津、润肺止咳。二者搭配既有滋补作用，又不容易出现“上火”的症状。

灵芝玉竹麦冬茶

原料

灵芝 5 克、玉竹 6 克、麦冬 4 克、蜂蜜适量

冲泡方法

1. 砂锅中注入适量清水烧开，倒入灵芝、玉竹、麦冬，拌均匀。

2. 盖上盖，烧开后用小火煮约 20 分钟，至药材析出有效成分。

3. 关火后揭开盖，盛出茶水，滤入杯中。饮用时加入少许蜂蜜调匀即可。

养生功效

玉竹含有维生素 A、挥发油、皂苷、氨基酸、多糖等成分，具有养心阴、降血脂、增强免疫力等功效；灵芝可滋阴养肝、宁心神、强身体。这款药茶能滋养心肺之阴，适合秋季饮用。

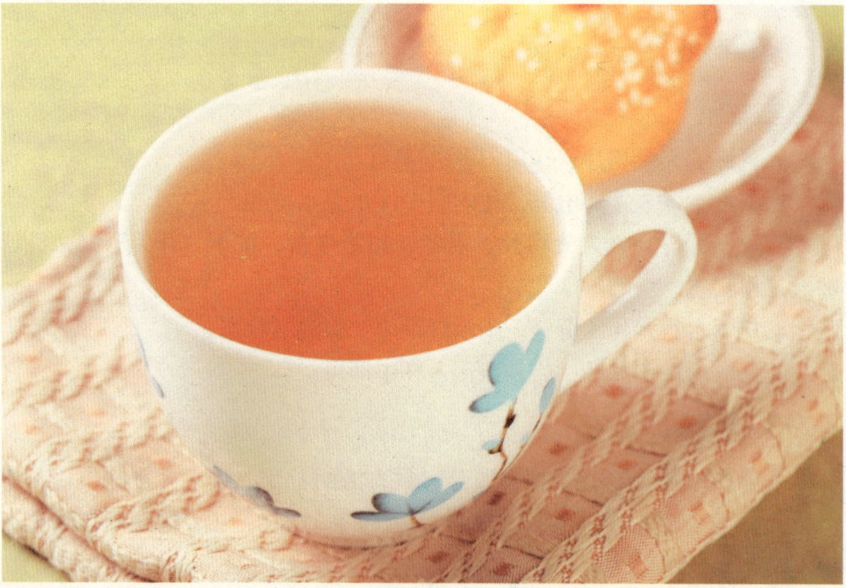

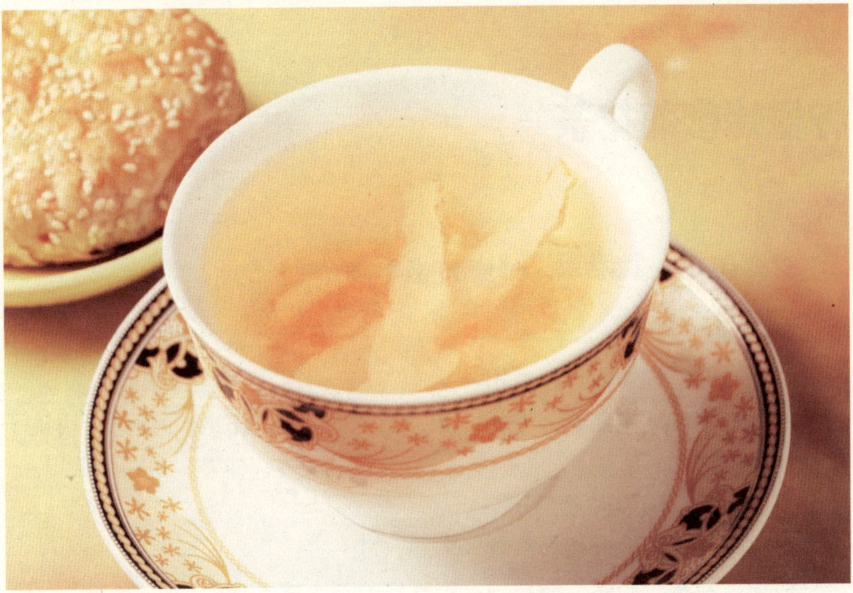

玉竹西洋参茶

|原料|

玉竹 5 克、西洋参少许

|冲泡方法|

1. 砂锅中注入适量清水烧开，倒入备好的玉竹。
2. 盖上盖，用中火煮约 10 分钟至药材析出有效成分。
3. 揭盖，转小火保温，待用。
4. 取一个茶杯，放入西洋参。
5. 再盛入砂锅中的汤汁。
6. 泡一会儿，即可饮用。

|养生功效|

西洋参含有人参皂苷、氨基酸、果胶、人参三糖、甾醇等成分，具有补气养血、滋阴补肾、健脾养胃等功效；玉竹有润肺养胃、生津增液的功效。

柠檬蜂蜜菊花茶

|原料|

柠檬 60 克、菊花 7 克、蜂蜜 15 毫升

|冲泡方法|

1. 洗净的柠檬切成片，备用。

2. 砂锅中注入适量清水烧开，放入柠檬片，加入洗净的菊花，用筷子搅拌几下。

3. 盖上盖，用小火煮 5 分钟。

4. 揭开盖，捞去柠檬、菊花。

5. 加入蜂蜜，用锅勺搅拌匀，把煮好的茶水盛入杯中即可。

|养生功效|

菊花含有胆碱、菊苷、挥发油、龙脑等物质，具有散风清热、平肝明目的功效；柠檬富含维生素 C，有化痰止咳、生津健胃、美容减肥的作用。二者搭配蜂蜜，滋阴润燥的功效更强。

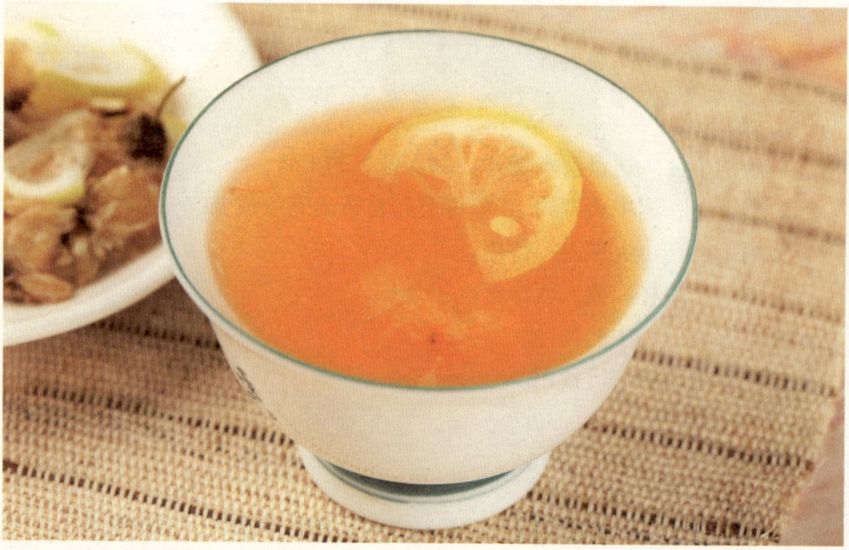

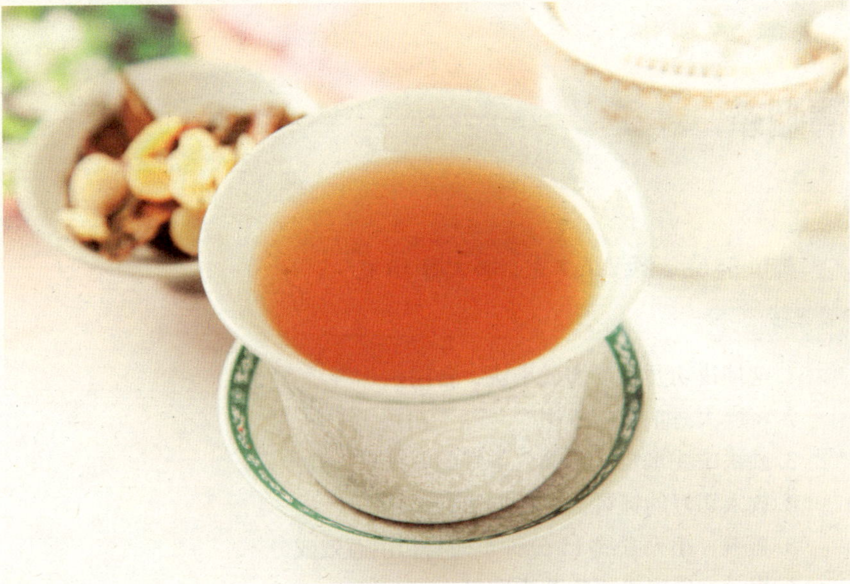

桑叶枇杷叶茶

| 原料 |

桑叶 3 克、枇杷叶 5 克、甜杏仁 8 克

| 冲泡方法 |

1. 砂锅中注入适量清水烧开。
2. 倒入备好的枇杷叶、桑叶、甜杏仁。
3. 盖上盖，大火煮 20 分钟至药材析出有效成分。
4. 关火后将药材捞干净。
5. 盛出药汁，装入碗中即可。

| 养生功效 |

枇杷叶含有挥发油、维生素 C、酒石酸、齐墩果酸、鞣质等成分，具有润肺清痰、清热解毒、止咳止血等功效；桑叶可疏散风热、清肺润燥；杏仁祛痰止咳。这款药茶有助于降肺火。

清咽茶

原料

柿饼 35 克、罗汉果 7 克、胖大海 10 克

冲泡方法

1. 把柿饼切开，改切成小块，备用。
2. 将胖大海拍裂，待用。
3. 砂锅中注水烧开，倒入备好的罗汉果、胖大海。
4. 放入切好的柿饼，搅拌均匀。
5. 盖盖，小火煮约 15 分钟至药材析出有效成分。
6. 揭盖，盛出煮好的茶水即可。

养生功效

柿饼含有蛋白质、碳水化合物、葡萄糖、膳食纤维、维生素等成分，具有健脾润肠、清热利咽等功效；罗汉果清咽利喉、凉血养颜；胖大海可以起到降血压、润喉化痰的作用。

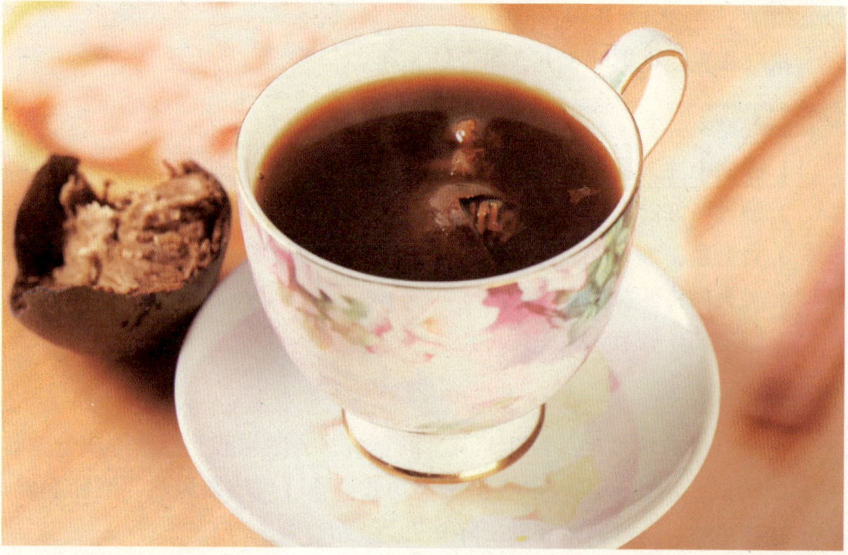

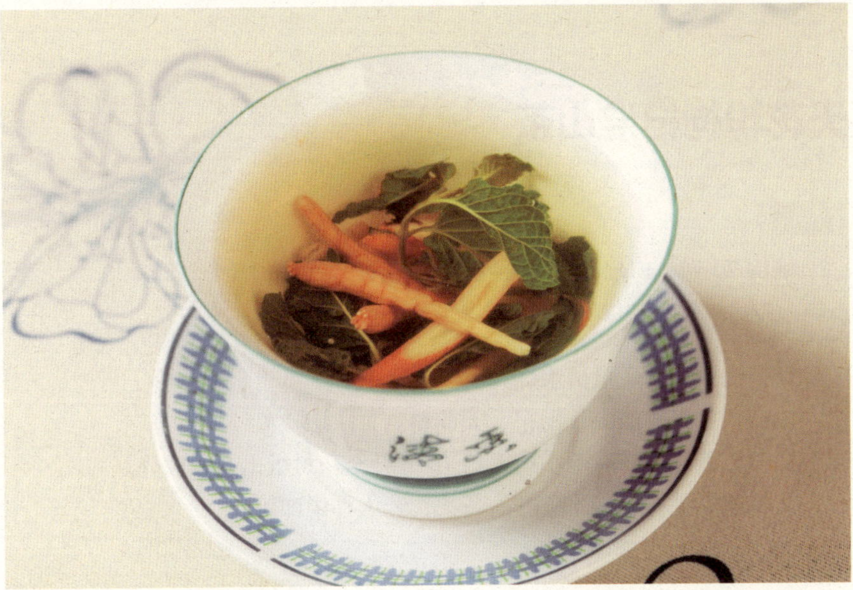

薄荷甘草太子参茶

原料

太子参 10 克、甘草 4 克、薄荷叶少许

冲泡方法

1. 砂锅中注入适量清水烧开，倒入洗净的太子参、甘草。
2. 盖上盖，用中火煮约 15 分钟至药材析出有效成分。
3. 揭盖，用小火保温，待用。
4. 揭取茶杯，放薄荷叶，盛入煮好的药汁，泡约 1 分钟至香气散出。
5. 趁热饮用即可。

养生功效

太子参具有健脾润肺、养气生津、清心安神等功效，是一味补气生津要药，搭配甘草、薄荷叶，能够消除咽部不适，化痰生津，并能调理久咳导致的肺肾气虚，强化体质。

天花粉枸杞淮山茶

原料

淮山 20 克、枸杞 7 克、天花粉 10 克

冲泡方法

1. 砂锅中注入适量清水烧开。
2. 倒入备好的淮山、枸杞、天花粉。
3. 盖上盖，烧开后用小火煮约 10 分钟至药材析出有效成分。
4. 揭盖，关火后盛出煮好的药茶，装入杯中即可。

养生功效

淮山具有补脾养胃、生津益肺、降血糖等功效；枸杞可滋补肝肾、改善体虚；天花粉可解热润燥。

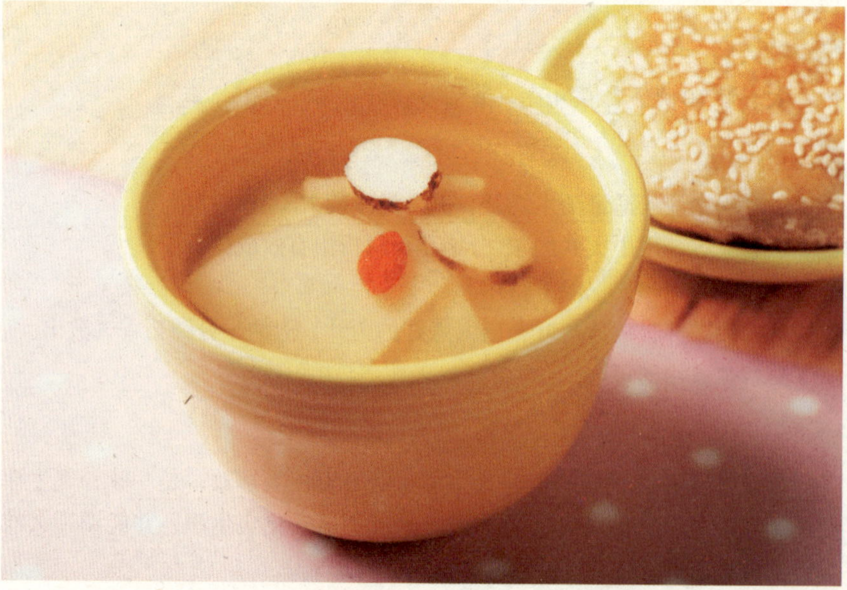

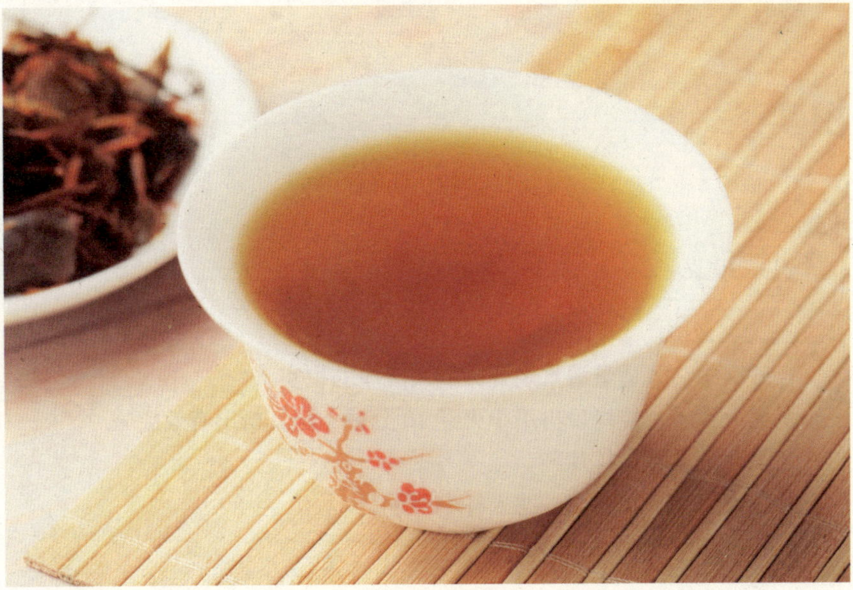

银杏叶川芎红花茶

|原料|

川芎 10 克、银杏叶 5 克、红花 4 克

|冲泡方法|

1. 砂锅中注入清水烧开，放入备好的药材，搅散。
2. 盖上盖子，煮沸后再用小火煮约 5 分钟，至其析出有效成分。
3. 揭盖，搅拌片刻，关火后盛出煮好的药茶。
4. 将药茶装入杯中，趁热饮用即可。

|养生功效|

这款茶饮功效多样。红花含有红花苷、棕榈酸、硬脂酸、花生酸、亚油酸、亚麻酸等成分，有活血通经、去瘀止痛、清热消炎等作用；银杏叶则能敛肺平喘；川芎能活血行气。

枳实茶

|原料|

枳实 10 克

|冲泡方法|

1. 砂锅中注入适量清水烧开，倒入洗净的枳实。
2. 盖上盖子，烧烤后再用小火煮 10 分钟，至其析出有效成分。
3. 揭开盖子，搅拌片刻。
4. 把煮好的药茶盛出，滤入杯中即可。

|养生功效|

枳实含有黄酮苷、挥发油、橙皮苷和柚皮苷等成分，能促进肠胃蠕动，使肠胃收缩节律有力，服用后有很好的开胃消食作用，并能宣发肺气，适宜秋分时节饮用。

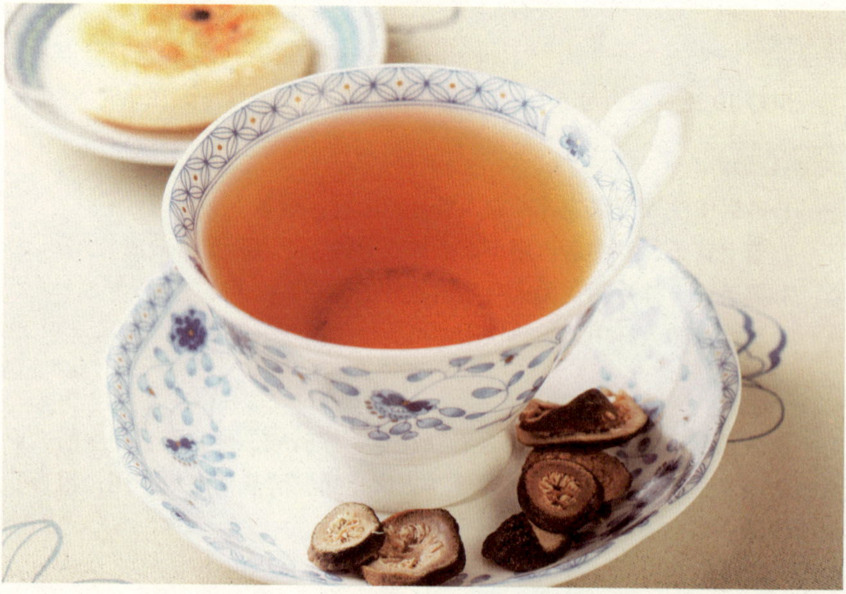

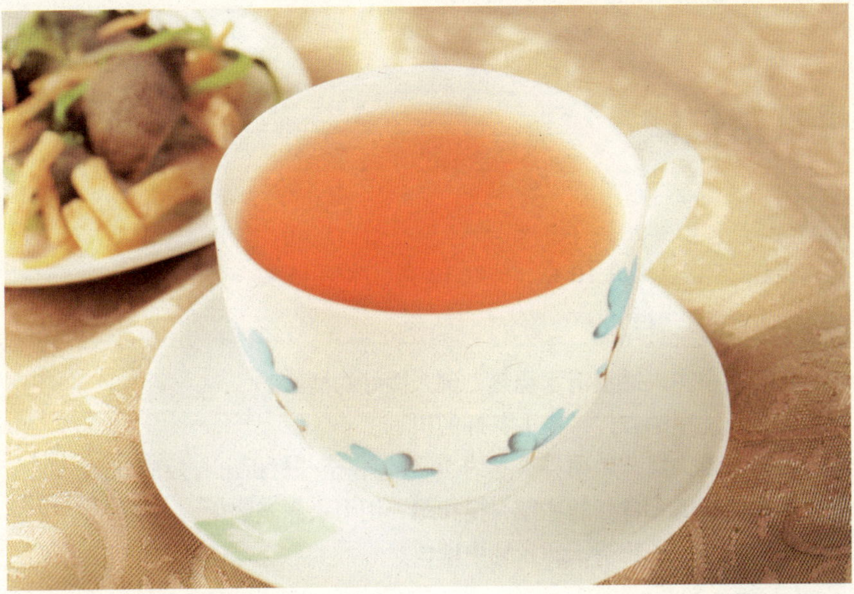

党参紫苏茶

|原料|

党参 5 克、陈皮 3 克、紫苏 8 克

|冲泡方法|

1. 砂锅中注入适量清水烧开。
2. 放入备好的紫苏、陈皮、党参，搅拌均匀。
3. 盖上盖，用小火煮约 15 分钟至其析出有效成分。
4. 揭开盖，捞出煮好的材料。
5. 关火后盛出煮好的药茶即可。

|养生功效|

紫苏具有发散风寒、解郁止呕、益气解表、行气和胃等功效；党参具有补中益气、健脾益肺的功效；陈皮辛散通温，长于理气，能入脾肺二经。这款药茶适合肺气虚及肺气不宣者饮用。

橘红杏仁饮

原料

杏仁 25 克、川贝 10 克、橘红 12 克、冰糖 15 克

冲泡方法

1. 砂锅中注入适量清水烧热，倒入洗好的橘红。
2. 放入洗净的杏仁，撒上备好的川贝。
3. 盖上盖，烧开后用小火煮约 20 分钟，至药材析出有效成分。
4. 揭盖，倒入备好的冰糖，搅拌匀，用中火煮至溶化。
5. 盛出煮好的药茶，滤入杯中即成。

养生功效

橘红含有蛋白质、胡萝卜素、B 族维生素、维生素 C、挥发油、钙、磷等营养成分，具有消痰、利气、宽中、散结等功效，搭配川贝、杏仁，可滋阴润肺、化痰止咳。

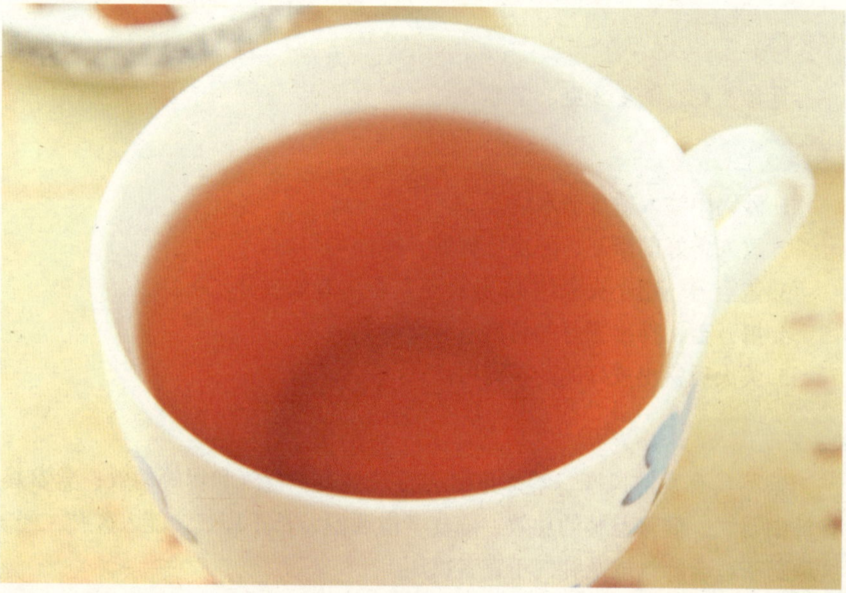

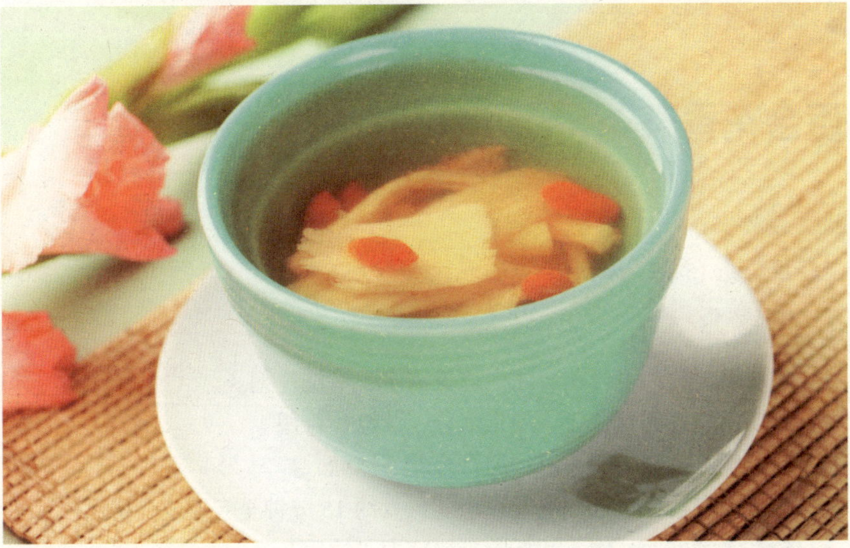

黄芪党参枸杞茶

原料

黄芪 15 克、党参 15 克、枸杞 8 克

冲泡方法

1. 砂锅中注入适量清水烧开。
2. 放入洗好的黄芪、党参。
3. 盖上盖，用小火煮约 20 分钟，至其析出有效成分。
4. 揭盖，放入洗好的枸杞。
5. 拌煮约 2 分钟，至其有效成分完全析出。
6. 关火后将煮好的茶水装入碗中即可。

养生功效

黄芪、党参均可补脾、肺之气；枸杞含有胡萝卜素、多种维生素、钙、铁等营养成分，具有滋补肝肾、益精明目等功效。这款药茶非常适宜深秋时节饮用，可综合调理肺脾肾三脏。

百合花香茶

|原料|

百合花 15 克、冰糖 20 克

|冲泡方法|

1. 取碗，放入百合花，注入适量清水，清洗片刻。
2. 捞出洗好的百合花，沥干水分，装盘，待用。
3. 电解养生壶中倒入水；加百合花、冰糖，拌匀。
4. 盖上壶盖，选定“泡茶”功能，煮约 15 分钟至有效成分析出。
5. 茶水煮好后，倒入茶杯中，待凉即可饮用。

|养生功效|

百合花甘寒质润，是一剂滋补良药，具有润肺、清火、安神等功效；冰糖性味甘平，具有生津止渴、化痰止咳、清热除火等功效。两者一起泡成茶饮用，滋阴润肺效果更佳。

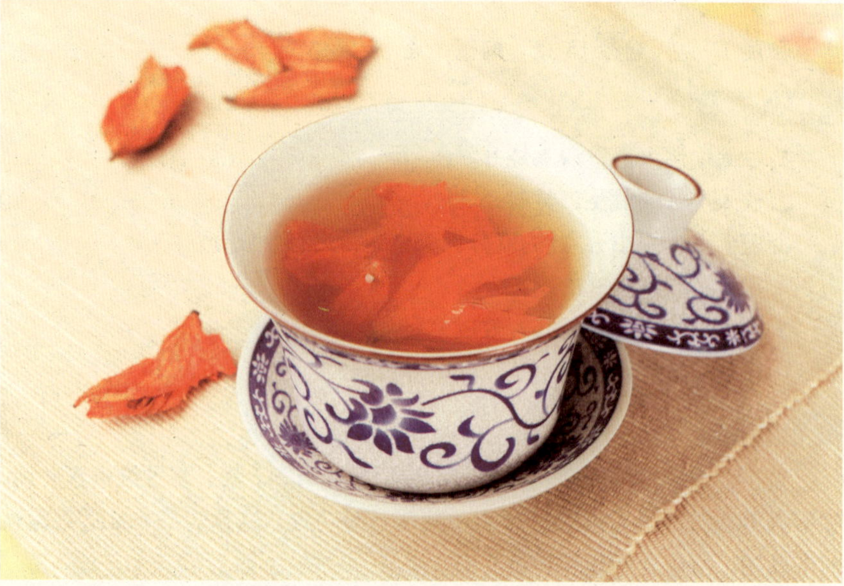

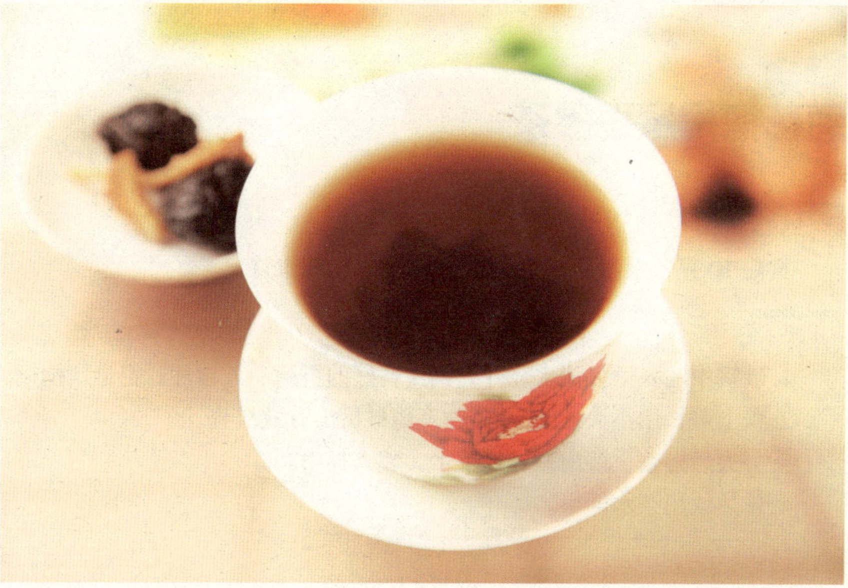

太子参乌梅茶

原料

太子参 5 克、乌梅 10 克、甘草 5 克、冰糖 8 克

冲泡方法

1. 取杯子，放入太子参、乌梅。
2. 再加入甘草、冰糖。
3. 倒入适量开水，搅拌匀。
4. 盖上盖，泡半小时即可。

养生功效

乌梅含有维生素 C、谷甾醇、苹果酸、琥珀酸、延胡索酸、钾等成分，具有健脾开胃、收敛生津等功效；太子参具有补益脾肺、益气生津之功效。

菊花枸杞蜜枣参茶

|原料|

贡菊 10 克、人参片 5 克、蜜枣 12 克、枸杞少许

|冲泡方法|

1. 砂锅中注入适量清水烧开，倒入备好的贡菊、人参片、蜜枣、枸杞。
2. 盖上盖，用小火煮约 20 分钟至药材析出有效成分。
3. 关火后揭盖，盛出煮好的茶水，装入杯中。
4. 趁热饮用茶水即可。

|养生功效|

蜜枣含有维生素 C、芦丁、钙、铁等营养成分，具有降血压、增强免疫力、益气补血等功效；人参是补阴佳品；枸杞可滋养肝肾之阴；贡菊亦能润燥养阴。这款药茶既滋润又祛燥。

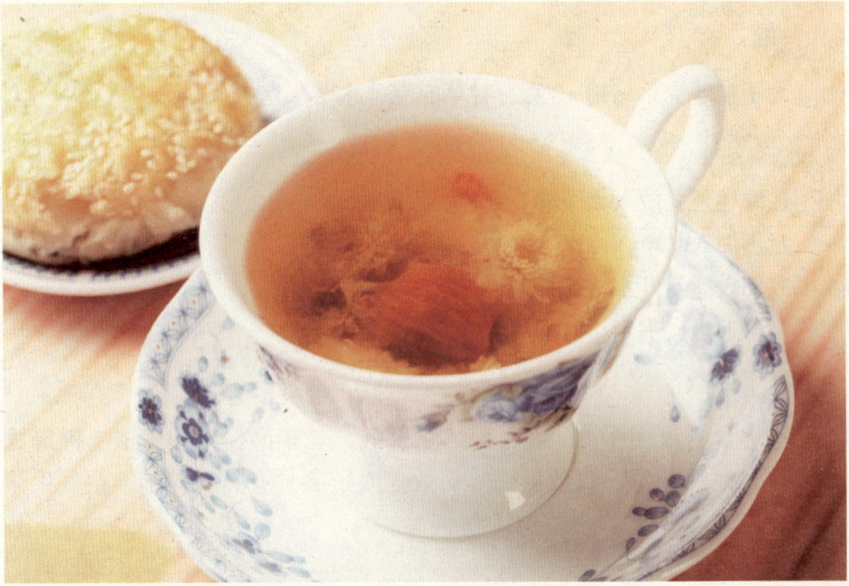

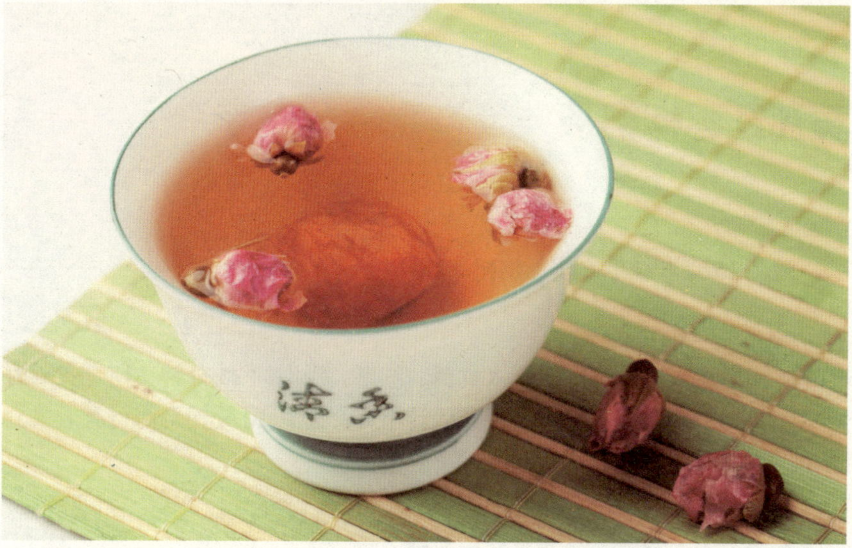

玫瑰蜜枣茶

原料

蜜枣 10 克、玫瑰花 4 克

冲泡方法

1. 砂锅中注入适量清水烧开，放入洗净的蜜枣。
2. 盖盖，煮沸后用小火煲煮约 10 分钟，至其析出有效成分。
3. 揭盖，搅拌一会儿，转中火保温，待用。
4. 取茶杯，放入玫瑰花，盛入砂锅中的蜜枣汁，至八九分满。
5. 盖上盖，泡约 5 分钟，至散出茶香味。
6. 取下茶杯盖，趁热饮用即可。

养生功效

玫瑰花的药性非常温和，能够温养血脉，舒发体内郁气，起到镇静、安抚、抗抑郁的功效，搭配蜜枣一起饮用，可补充蛋白质、碳水化合物、胡萝卜素和维生素 C 等营养物质，有补血益肺、增强免疫力的功效。

黄芪红枣枸杞茶

|原料|

黄芪 15 克、红枣 5 枚、枸杞 5 克

|冲泡方法|

1. 锅中注入适量清水，倒入黄芪、红枣，浸泡约 25 分钟，使之煮制时容易熟软。2. 盖上盖，用大火煮开后转小火，续煮 20 分钟至药材有效成分析出。

3. 揭盖，放入枸杞，拌匀。

4. 盖上盖，稍煮一会儿至枸杞熟软。

5. 揭盖，关火后盛出煮好的药汤，装碗即可。

|养生功效|

红枣性味甘温，归脾、胃经，是脾胃虚弱、气血不足、倦怠无力、失眠等患者很好的保健品；黄芪是补气要药；枸杞能滋阴养血。三者合用，是补血益气、温胃养胃的补养佳品。

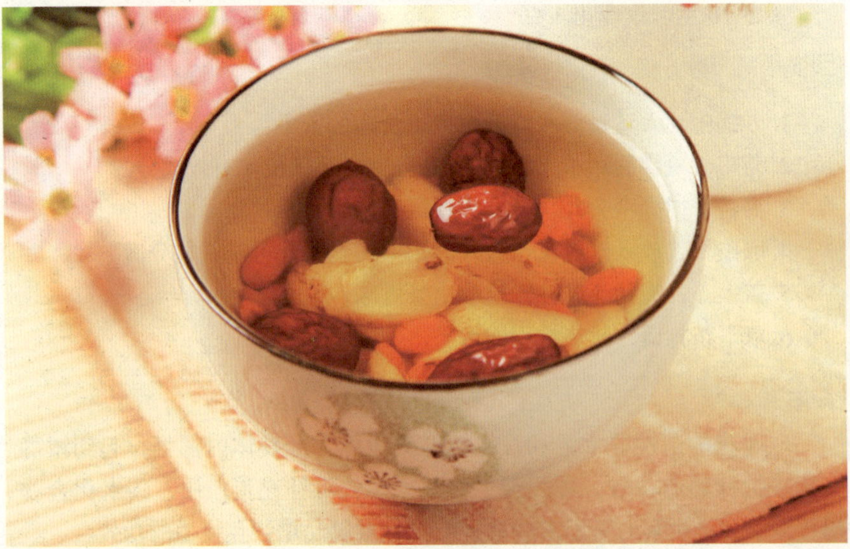

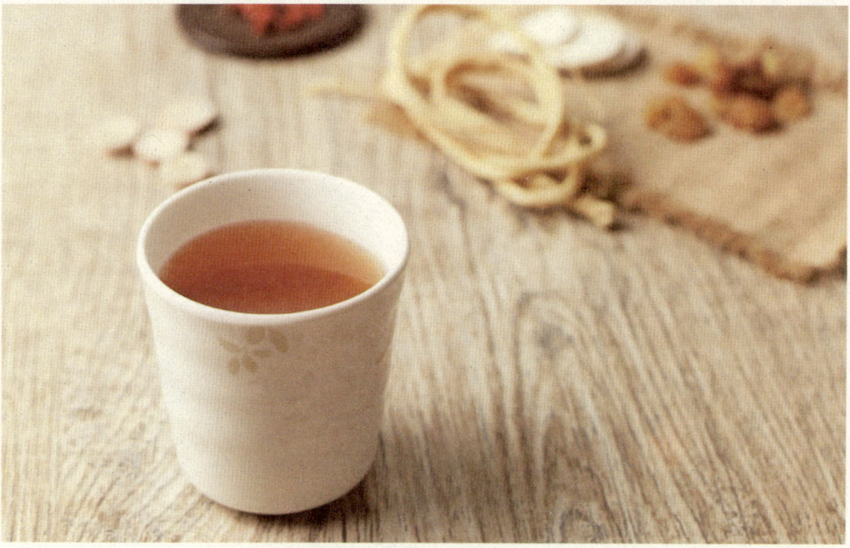

党参桂圆山药茶

原料

党参 15 克、桂圆肉 20 克、枸杞 5 克

冲泡方法

1. 取出养生壶，通电后放入不锈钢内胆。

2. 将内胆压紧，倒入洗净的党参、桂圆肉、枸杞。

3. 注入适量清水。

4. 加盖，按下“开关”键，选择“煎熬中药”功能，熬煮 100 分钟至药材有效成分析出。

5. 断电，揭盖，将煮好的药膳汤装碗即可。

养生功效

党参能补中益气、健脾益肺；桂圆可补心脾、益气血、健脾胃、养肌肉；山药具有滋补作用，是病后康复食补之佳品。三者合用，能够很好地益气补血、舒缓神经。

参须红枣茶

原料

红枣 20 克、人参须 10 克、枸杞 8 克、菊花 4 克

冲泡方法

1. 砂锅中注入适量清水烧开。
2. 放入备好的原料。
3. 盖上盖，用小火煮约 20 分钟至药材析出有效成分。
4. 揭开盖，盛出煮好的茶水，装入碗中即可。

养生功效

参须有养心安神、益气生津的功效；红枣能健脾和胃、养血安神；枸杞可滋补肝肾；菊花可祛除秋天的燥气和火气，增强人体的免疫力。

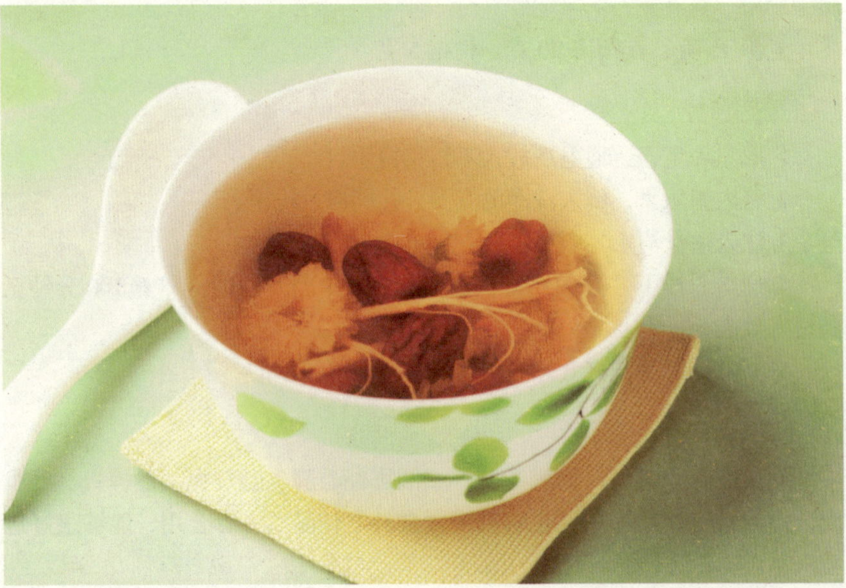

第五章

冬季滋肾阳的养生茶饮

●冬季天气寒冷，南北气候差异显著。北方干燥多风，常有降雪发生；南方则多阴雨天气，人会感觉到非常湿冷。中医认为，冬季与五脏中的肾相应，此时人体的阳气闭藏，养生应注重“藏肾精”，略带苦味而性不寒的药食材，以及黑色的药食材具有相应的作用。

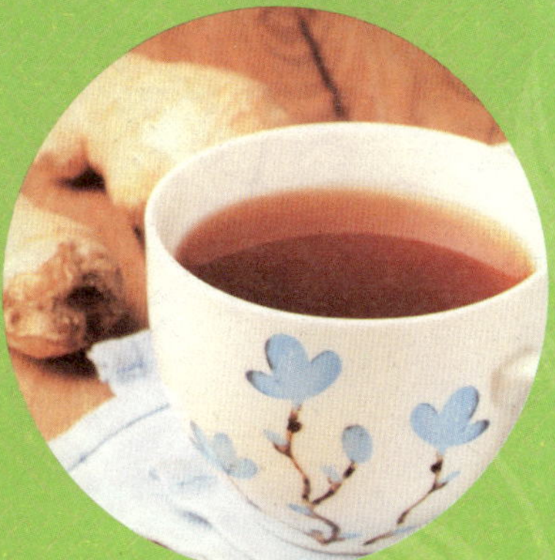

鹿衔草白及茶

|原料|

鹿衔草 30 克、白及 20 克

|冲泡方法|

1. 将鹿衔草洗净；白及洗净，备用。
2. 砂锅中注入适量清水烧开。
3. 放入鹿衔草和白及。
4. 用小火煮约 25 分钟至药材析出有效成分。
5. 关火后盛出药茶即可。

|养生功效|

鹿衔草性温，能补虚、益肾、祛风除湿、活血调经，可治疗肾虚腰痛等疾病；白及有收敛止血的作用，能止咳。初冬饮用这款药茶，能兼补肺肾。

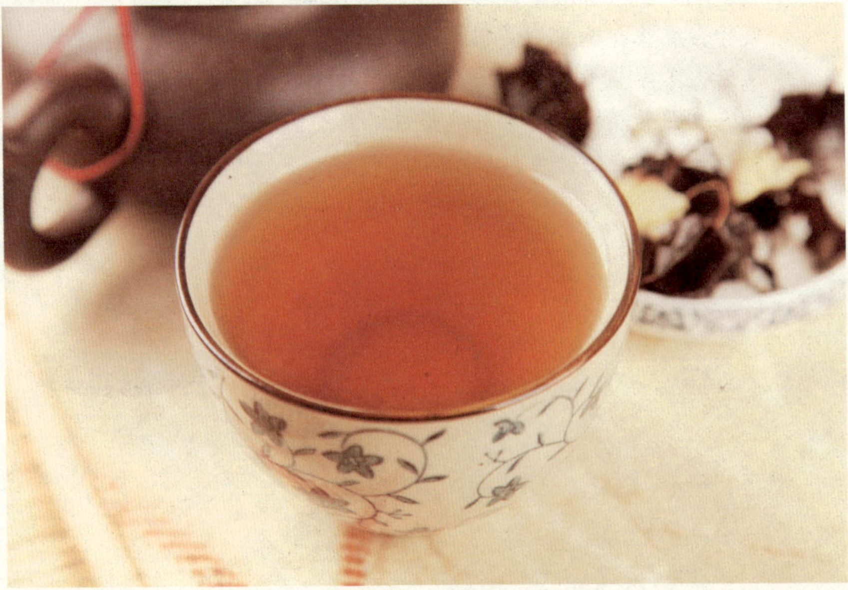

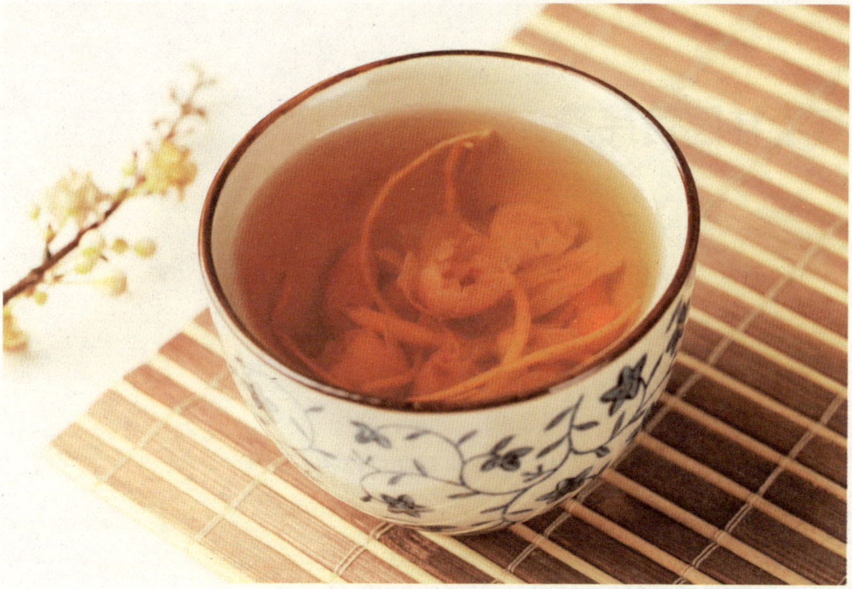

玫瑰参茶

| 原料 |

玫瑰花 15 克、西洋参 10 克

| 冲泡方法 |

1. 砂锅中注入适量清水烧开。
2. 放入备好的玫瑰花和西洋参。
3. 用小火煮约 20 分钟至药材析出有效成分。
4. 关火后盛出药茶即可。

| 养生功效 |

冬季进参不仅能固本培元，使身体正气恢复，而且有利于驱病祛邪，使身体得到调养。玫瑰具有良好的活血功效；西洋参可滋阴益气。这款茶饮可以增强元气，让你精神百倍。

红枣桂圆黄芪茶

原料

红枣 30 克、桂圆肉 25 克、黄芪 15 克、枸杞 8 克

冲泡方法

1. 砂锅中注入适量清水烧开。
2. 放入备好的红枣、桂圆肉、黄芪、枸杞。
3. 盖上盖，用小火煮约 20 分钟至食材熟透。
4. 揭开盖，搅拌均匀。
5. 关火后盛出煮好的茶水，装入碗中即可。

养生功效

桂圆含有蛋白质、葡萄糖、维生素 C、维生素 K、铁、钙等营养成分，具有补心脾、益气血、健脾胃等功效，是温补气血的佳品，搭配补血的红枣、枸杞以及补气的黄芪，能养血温中，补足阳气。

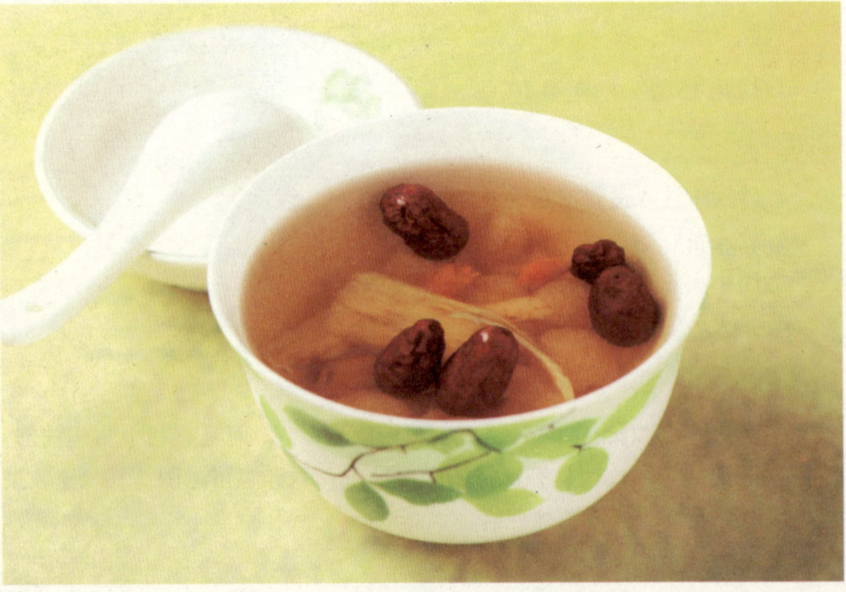

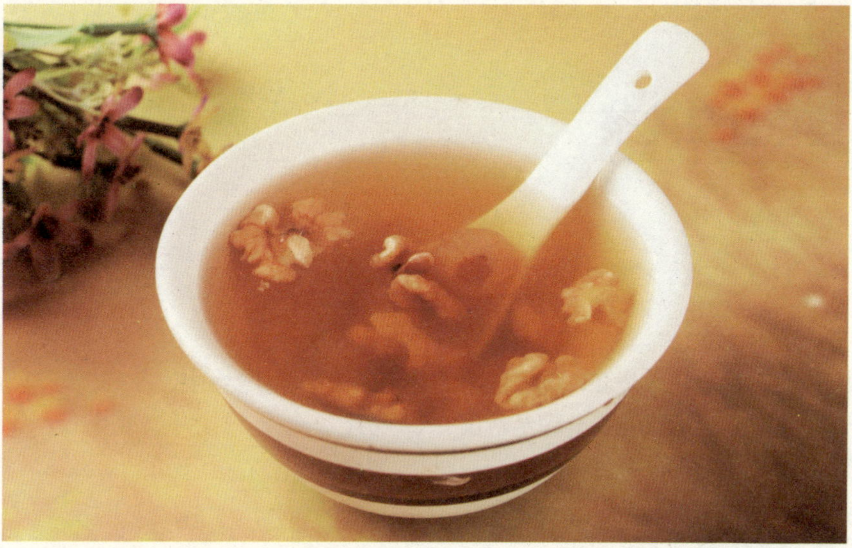

桂圆核桃茶

|原料|

桂圆肉 15 克、核桃仁 30 克、白糖 20 克

|冲泡方法|

1. 砂锅中注入适量清水烧开。
2. 放入备好的桂圆肉、核桃仁。
3. 盖上盖，用小火煮约 20 分钟至食材熟透。
4. 揭开盖，放入适量白糖。
5. 拌匀，煮至白糖溶化。
6. 关火后盛出煮好的茶，装入碗中即可。

|养生功效|

核桃仁含有亚油酸、胡萝卜素、维生素 E、叶酸、铜、镁、钾等营养成分，具有止咳化痰、温肺补肾、润燥滑肠、增强免疫力等功效，搭配桂圆肉，有助于初冬季节驱寒、固阳。

桂花甘草姜茶

原料

甘草 30 克、桂花 25 克、甘姜 10 克、盐 2 克

冲泡方法

1. 砂锅中注水烧开，倒入洗净的甘草、桂花、甘姜，拌匀。
2. 加盖，大火煮 5 分钟至析出有效成分。
3. 关火后闷 5 分钟。
4. 揭盖，加入盐。
5. 稍稍搅拌至盐溶化。
6. 盛出煮好的茶，装入杯中即可。

养生功效

生姜是祛寒暖身的佳品，可预防感冒，并能增进食欲；桂花性温，具有健胃、化痰、生津、散痰、平肝的作用；甘草可调和药性。这款药茶能温养阳气，并帮助身体排出积累的毒素。

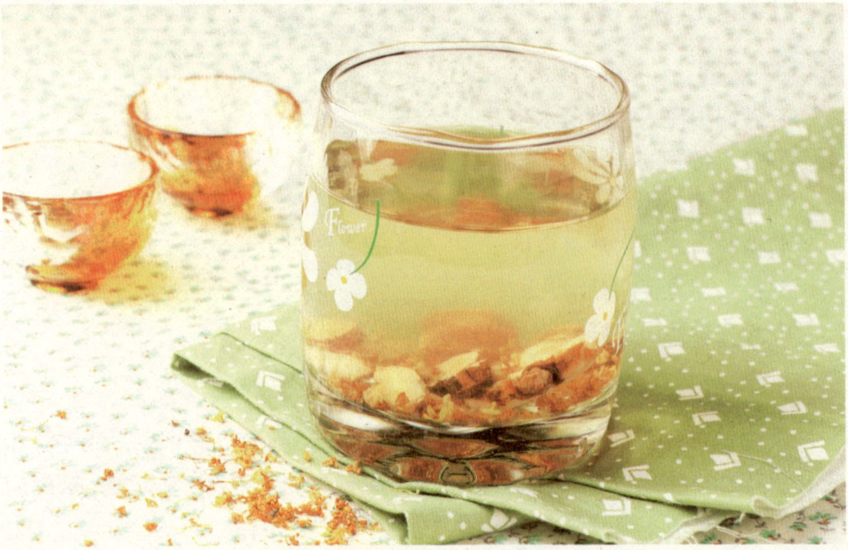

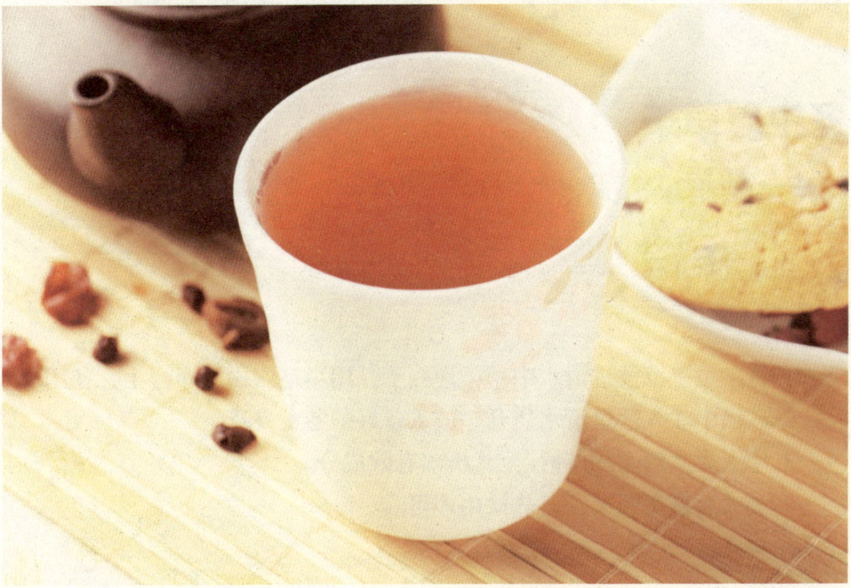

山茱萸益智仁茶

原料

山茱萸 10 克、五味子 7 克、益智仁 8 克

冲泡方法

1. 砂锅注水，倒入山茱萸、五味子、益智仁。
2. 将药材搅拌均匀。
3. 加盖，用大火煮开后转小火续煮 30 分钟至药材有效成分析出。
4. 揭盖，关火后盛出煮好的药膳茶，装杯即可。

养生功效

山茱萸性温味酸，具有补益肝肾、强健筋骨、壮阳壮腰等功效；五味子性温味酸，能补肾润肺、解酒毒、壮筋骨；益智仁可温脾暖肾、固精缩尿。这款药茶助阳益肾的效果显著。

冬虫夏草茶

原料

冬虫夏草 4 根

冲泡方法

1. 将冬虫夏草放进清水中稍微泡一下，用小毛刷刷干净泥土，备用。
2. 砂锅中注入适量清水烧开，放入备好的冬虫夏草。
3. 用大火煮约 10 分钟，至其析出有效成分。
4. 关火后盛出药茶，趁热饮用即可。

养生功效

冬虫夏草可以增强机体的免疫力，滋补肺肾，对肺癌、肝癌等疾病有明显的抑制作用。在临床上对肺虚久咳、气喘、肺结核咯血、盗汗、肾虚腰膝酸痛、阳痿遗精、神经衰弱等症状都有疗效。

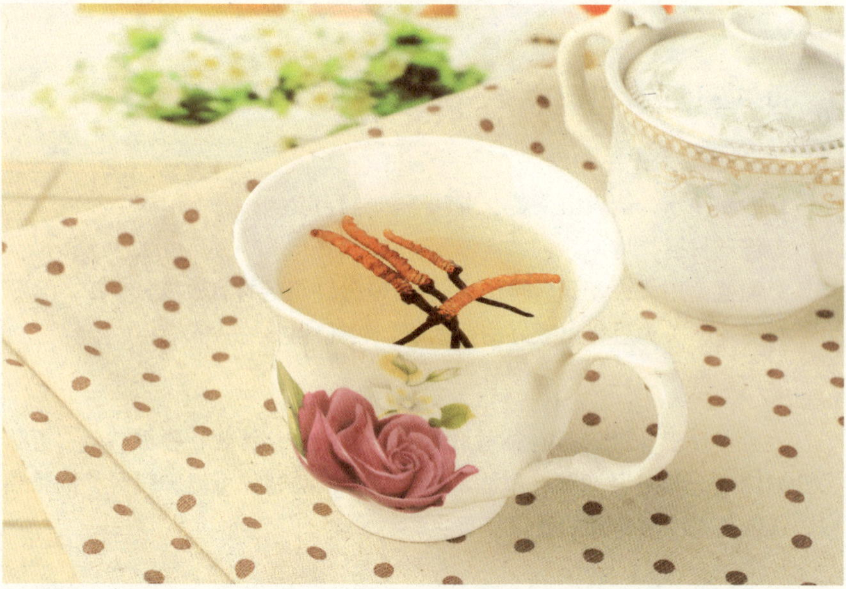

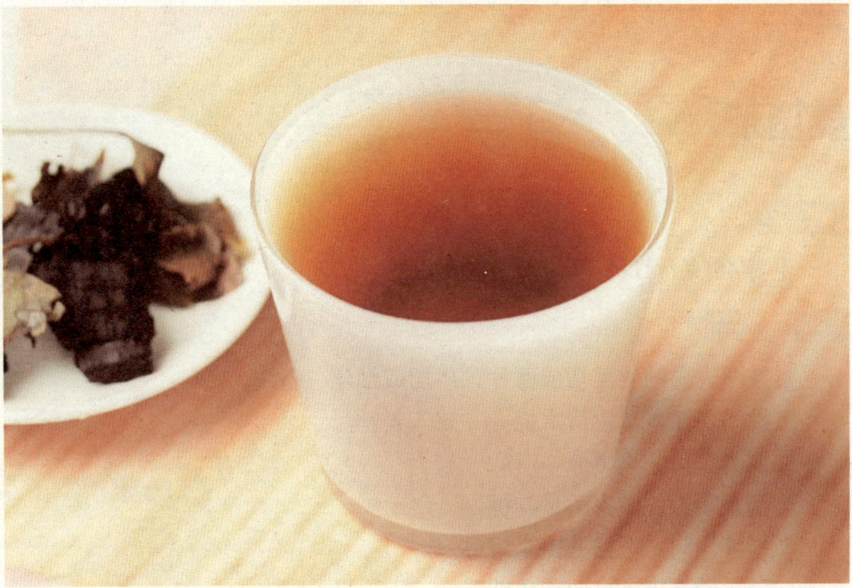

杜仲银杏叶茶

|原料|

杜仲 20 克、银杏叶 10 克

|冲泡方法|

1. 砂锅中注入适量清水烧开，放入洗好的杜仲、银杏叶，搅拌匀。
2. 盖上盖，煮沸后用小火煮约 20 分钟，至其析出有效成分。
3. 揭盖，转中火拌匀，略煮片刻，关火后盛出煮好的药茶。
4. 滤取茶汁，装茶杯中，趁热饮用即可。

|养生功效|

杜仲含有杜仲胶、杜仲苷、有机酸、氨基酸、维生素 C 及 15 种矿物元素，有补益肝肾、强筋壮骨的功效；银杏叶对心脑血管有益，可促进血液循环。

姜糖茶

|原料|

生姜 45 克、红糖 15 克

|冲泡方法|

1. 洗净去皮的生姜切成薄片，再切成细丝，备用。
2. 砂锅中注入适量清水烧开，放入姜丝。
3. 调至大火，煮 1 分 30 秒。
4. 调至小火，倒入适量红糖。
5. 搅拌均匀，至糖分完全溶解。
6. 关火后盛出煮好的姜茶即可。

|养生功效|

生姜含有姜辣素、B 族维生素、蛋白质、矿物质等营养成分，有散温祛热、补脾益胃、降逆止呕等功效；红糖可健脾暖胃、缓中止痛、活血化瘀。这款药茶非常适宜冬季饮用。

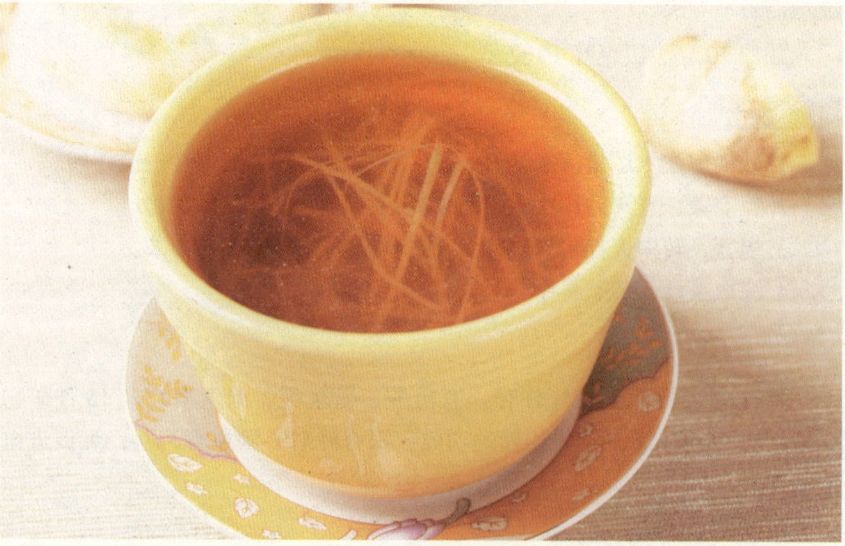

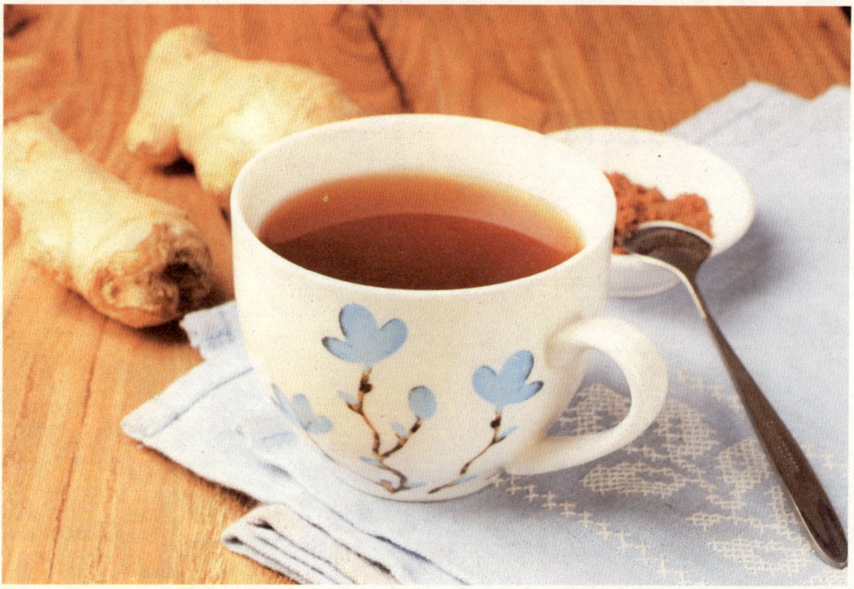

生姜红枣茶

原料

生姜 35 克、红糖 40 克、红枣丁 35 克

冲泡方法

1. 处理好的生姜切成片，再切成丝，待用。
2. 蒸汽萃取壶接通电源，往内胆中注水至水位线。
3. 放上漏斗，倒入红枣丁、生姜丝。
4. 扣紧壶盖，按下“开关”键，进入工作状态。
5. 机器运作 5 分钟，指示灯跳至“保温”状态。
6. 断电后取出漏斗，将药茶倒入杯中，饮用前放入红糖即可。

养生功效

生姜具有驱寒暖身、促进食欲等功效；红枣中含有非常丰富的维生素 C，可美白祛斑，并能补血暖胃。此款茶品可开胃、养颜，还可以驱散体内的寒气，提高人体的免疫力。

丹参红花陈皮饮

|原料|

陈皮 2 克、红花 5 克、丹参 5 克

|冲泡方法|

1. 砂锅中注入适量清水烧开。
2. 倒入红花、丹参，拌匀。
3. 放入陈皮，拌匀。
4. 用大火煮开后转小火煮 10 分钟至药材析出有效成分。
5. 关火后盛出煮好的药茶，再装入杯中即可。

|养生功效|

丹参是养心要药，有活血祛瘀、养血安神的功效；红花则可活血通经；陈皮带着芳香的气味，能健脾行气。这款药茶能改善血液循环，消除身体中的瘀阻。

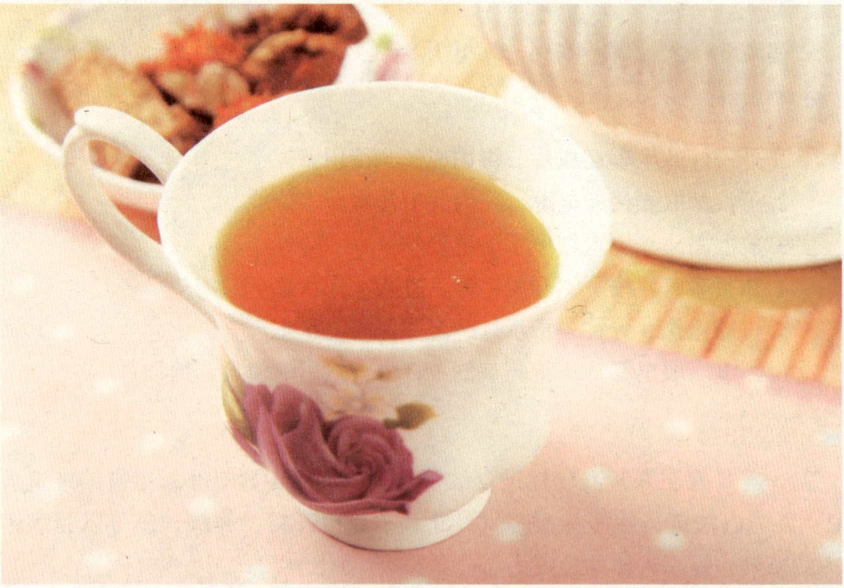

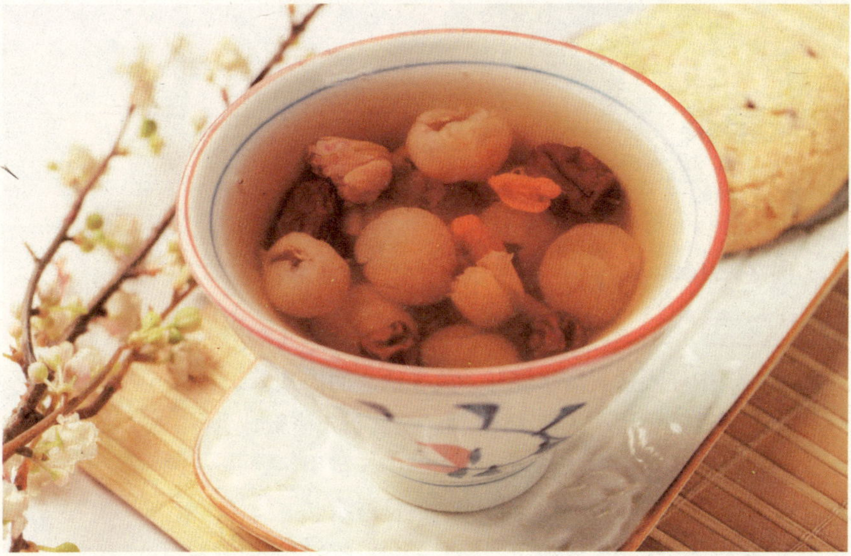

玫瑰花桂圆生姜茶

原料

玫瑰花 3 克、桂圆肉 20 克、红枣 25 克、枸杞 8 克、姜片 10 克、白糖 20 克

冲泡方法

1. 砂锅中注入适量清水烧开。
2. 放入除白糖以外的材料。
3. 盖上盖，用小火煮约 20 分钟至食材熟透。
4. 揭盖，放入适量白糖。
5. 搅拌均匀，煮至溶化。
6. 关火后盛出煮好的姜茶即可。

养生功效

桂圆具有美容养颜、补脾益胃、安神定志等功效；玫瑰花有较好的理气解郁、活血散瘀和调经止痛功效；生姜可以祛寒暖胃，对缓解痛经也非常有用。这款药茶适合体寒怕冷者饮用。

肉苁蓉茶

|原料|

肉苁蓉 10 克

|冲泡方法|

1. 砂锅中注入适量清水烧开，放入洗净的肉苁蓉。
2. 盖上锅盖，用小火炖 15 分钟，至其析出有效成分。
3. 揭开盖子，把肉苁蓉药汁倒入碗中，待用。
4. 将肉苁蓉留在砂锅内，再加入适量清水。
5. 盖上盖，用小火续炖 10 分钟，至其完全析出有效成分。
6. 揭开锅盖，把煮好的肉苁蓉药汁倒入杯中，将第一次煮好的药汁倒入杯中混合匀即可。

|养生功效|

肉苁蓉含有生物碱、栀子酸、胡萝卜素、丁香素、甘露醇、葡萄糖等成分，能够促进下焦的气血循环，从而起到温补肾阳的作用。此外，这款药茶还有很好的润肠通便作用。

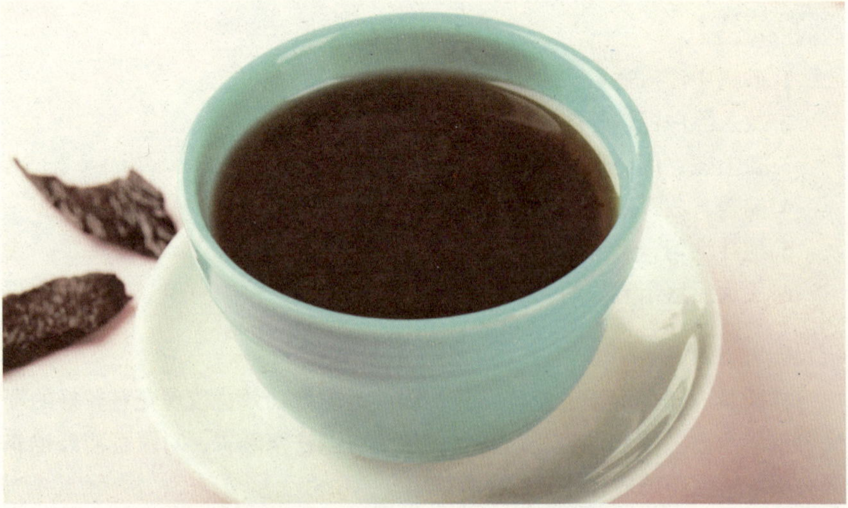

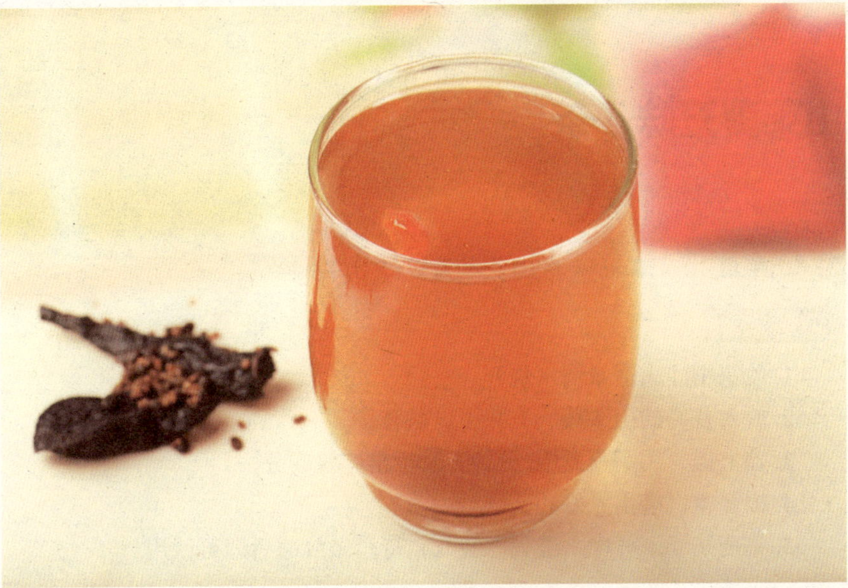

首乌菟丝子补骨脂茶

|原料|

何首乌 15 克、补骨脂 10 克、菟丝子 7 克

|冲泡方法|

1. 砂锅中注水烧开，放入洗净的何首乌、补骨脂、菟丝子。
2. 盖上盖，烧开后用小火煲煮约 15 分钟，至药材析出有效成分。
3. 揭盖，捞出药材及其杂质。
4. 再用中火续煮片刻。
5. 关火后盛出砂锅中的茶汁，装入杯中，趁热饮用即可。

|养生功效|

何首乌有补肝肾、益精血、乌须发、强筋骨之功效，可调理面色萎黄或苍白、畏寒肢冷、腰膝酸痛；补骨脂主要调理肾阳不足；菟丝子亦为补肾壮阳之常用药。这款药茶可预防天气寒冷引发的肾阳虚症状。

山茱萸五味子茶

原料

山茱萸 10 克、五味子 10 克、益智仁 10 克

冲泡方法

1. 砂锅中注入适量清水烧开。
2. 放入备好的山茱萸、五味子、益智仁。
3. 盖上盖，用小火煮 20 分钟至其析出有效成分。
4. 揭开盖，盛出煮好的药膳茶。
5. 将药茶滤入杯中，静置一会儿，待稍微放凉后即可饮用。

养生功效

五味子能补肺肾、益气生津、收汗涩精；山茱萸能滋肝补肾、固肾涩精；益智仁可温脾止泻、暖肾固精。这款药茶可补益肝血、温补肾阳，适宜在冬季饮用。

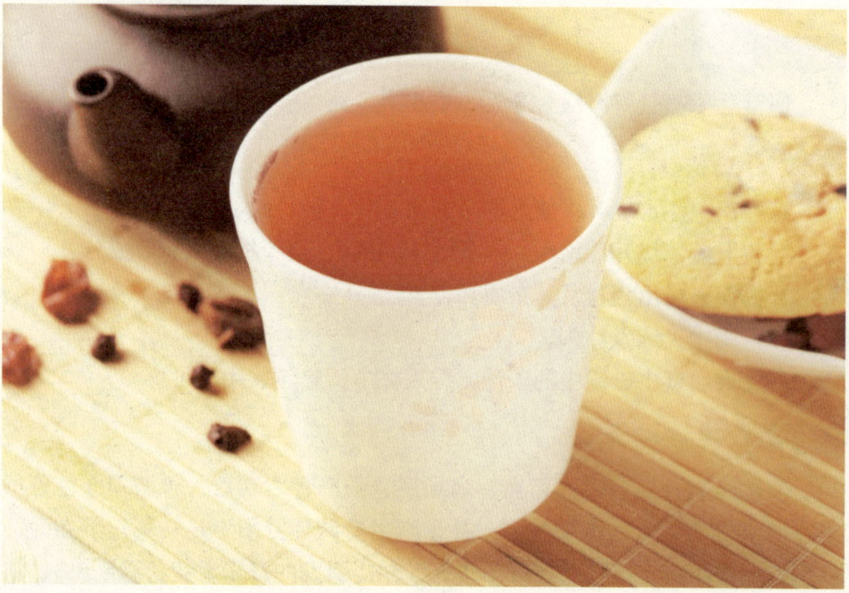

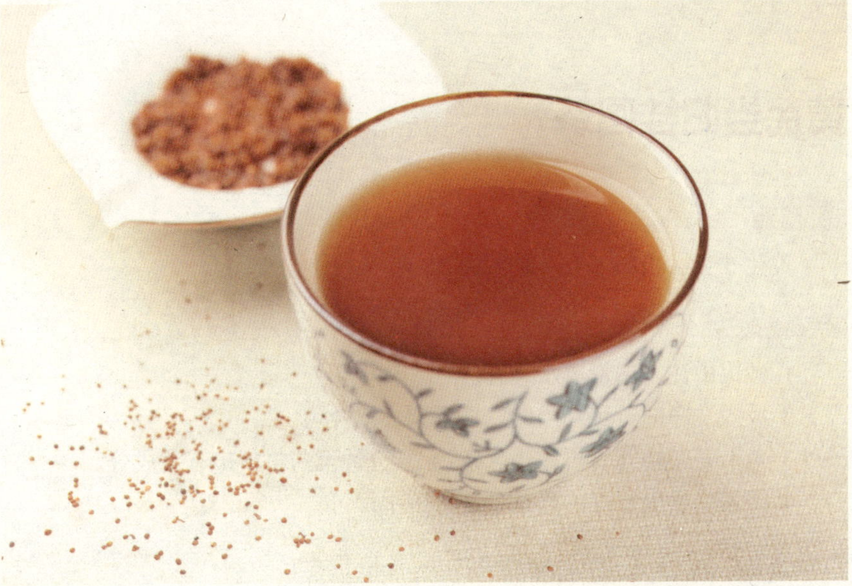

菟丝子茶

原料

菟丝子 5 克

冲泡方法

1. 砂锅中注入适量清水烧开，倒入洗净的菟丝子。
2. 盖上盖，用小火煮 20 分钟，至其析出有效成分。
3. 揭盖，略微搅动片刻。
4. 把煮好的菟丝子茶盛出，倒入茶杯中即可。

养生功效

菟丝子具有补肝肾、益精髓、明目等功效，是补肾助阳、强健腰膝之常用药，并具有温而不燥、补而不滞的特点，既可补阳，又可益阴，因此非常适宜制作成药茶饮用。

黄芪当归桂圆茶

|原料|

黄芪 5 克、当归 8 克、桂圆肉 25 克

|冲泡方法|

1. 砂锅中注入适量清水烧开。
2. 放入洗净的黄芪、当归、桂圆肉，搅拌匀。
3. 盖上盖，烧开后再用小火煮约 20 分钟至药材析出有效成分。
4. 揭盖，盛出煮好的药茶，装入碗中即可。

|养生功效|

黄芪有利于降血压、保肝抗衰老；桂圆开胃健脾、美容养颜；当归具有补血活血、通经活络等功效。冬季饮用这款药茶能有效促进血液循环，提高御寒的能力。

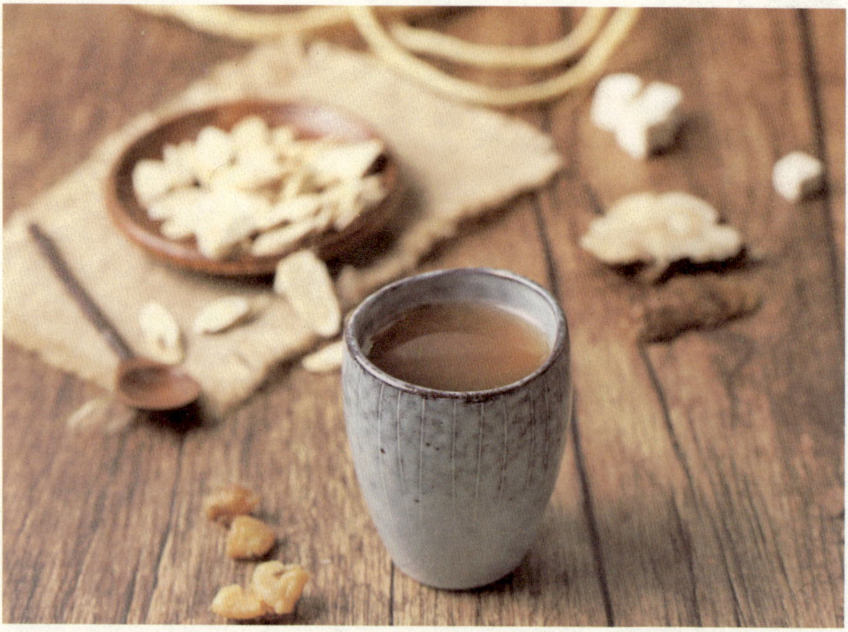

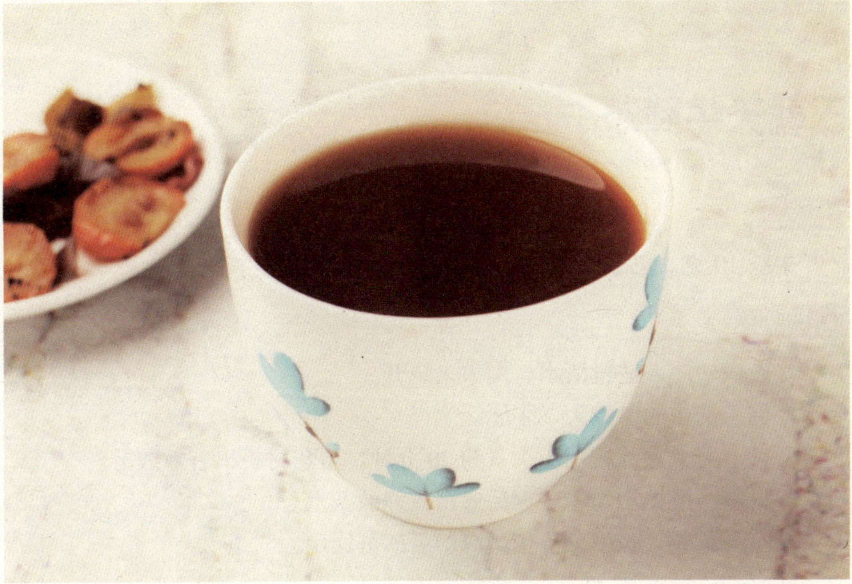

淫羊藿黄精泽泻茶

原料

淫羊藿 8 克、黄精 10 克、泽泻 8 克、鲜山楂 30 克

冲泡方法

1. 砂锅中注入适量清水，用大火烧开。
2. 倒入备好的淫羊藿、黄精、泽泻、鲜山楂，搅拌均匀。
3. 盖上盖，转小火煮 20 分钟，至药材析出有效成分。
4. 揭开盖，搅拌片刻。
5. 将煮好的药茶盛出，滤入杯中，待稍微放凉即可饮用。

养生功效

淫羊藿具有补肾壮阳、祛风除湿等功效；黄精是温和而全面的滋补之品，具有补气养阴、健脾、润肺、益肾等功效；泽泻可清泻肾火。这道药茶可综合调理肾功能，强健体魄。

巴戟天牛膝茶

|原料|

牛膝 10 克、巴戟天 8 克

|冲泡方法|

1. 砂锅中注入适量清水，用大火烧开。
2. 倒入洗净的巴戟天、牛膝。
3. 盖上盖，煮沸后用小火煮约 20 分钟，至药材析出有效成分。
4. 揭盖，搅拌均匀，关火后盛出煮好的茶水。
5. 将药茶装入碗中，待稍微冷却后即可饮用。

|养生功效|

牛膝为补益之品，可引气血下注，可治肾虚引起的腰疼；巴戟天性温，具有补肾助阳等多种功效。这款茶是治疗肾阳不足引起的腰膝疾患的良药。

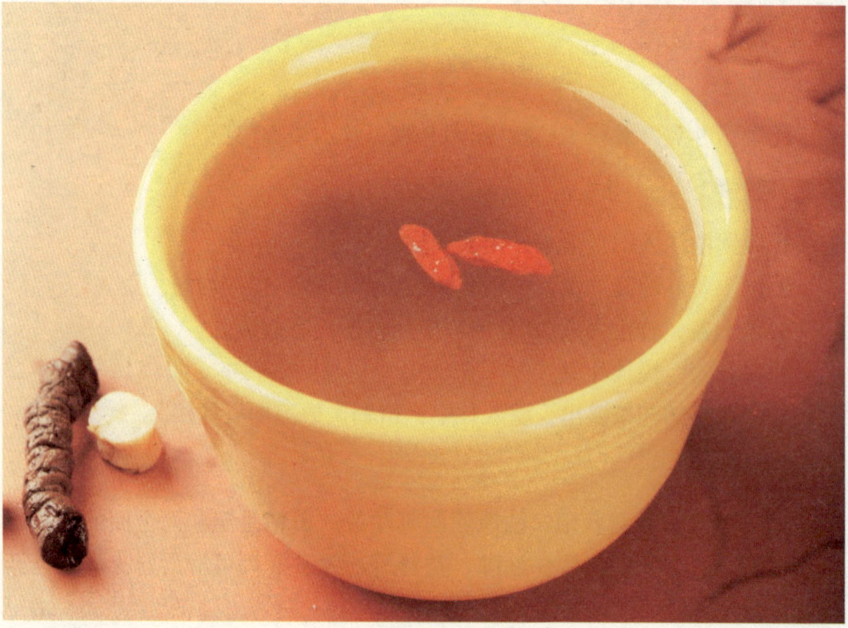

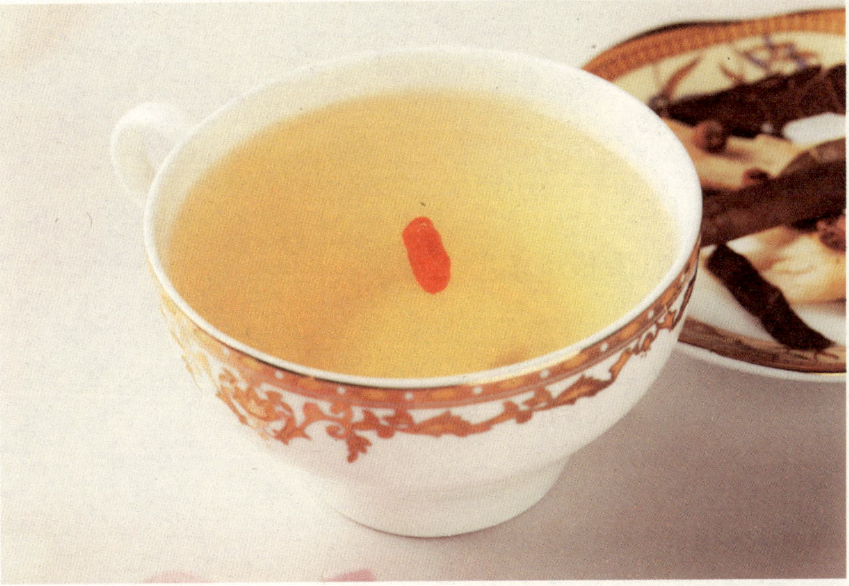

黄芪羊藿茶

原料

黄芪 5 克、淫羊藿 5 克、五味子 8 克

冲泡方法

1. 砂锅中注入适量清水烧开。
2. 倒入备好的药材，拌匀。
3. 盖上盖，用小火煮 15 分钟至其析出有效成分。
4. 揭开盖，将药茶滤入杯中。
5. 静置一会儿，待稍微放凉后即可饮用。

养生功效

黄芪有增强机体免疫功能、保肝、益气固表的作用；淫羊藿具有补肾壮阳、降血压等功效；五味子可敛肺止咳、生津止渴。这款药茶兼补气血，阴阳双补。

甘草桂枝茶

|原料|

炙甘草 10 克、桂枝 15 克

|冲泡方法|

1. 砂锅中注入适量清水烧开。
2. 取一茶杯，放入备好的桂枝和炙甘草。
3. 注入适量的开水。
4. 盖上盖子，浸泡约 5 分钟即可。
5. 揭开盖子，稍冷却即可饮用。

|养生功效|

炙甘草有益气健脾的功效；桂枝能发汗解肌、温经通脉。此茶能调理风寒表证、肩背肢节酸疼、胸痹痰饮、食欲不佳等症，适宜脾胃虚寒者及风寒初起时饮用。

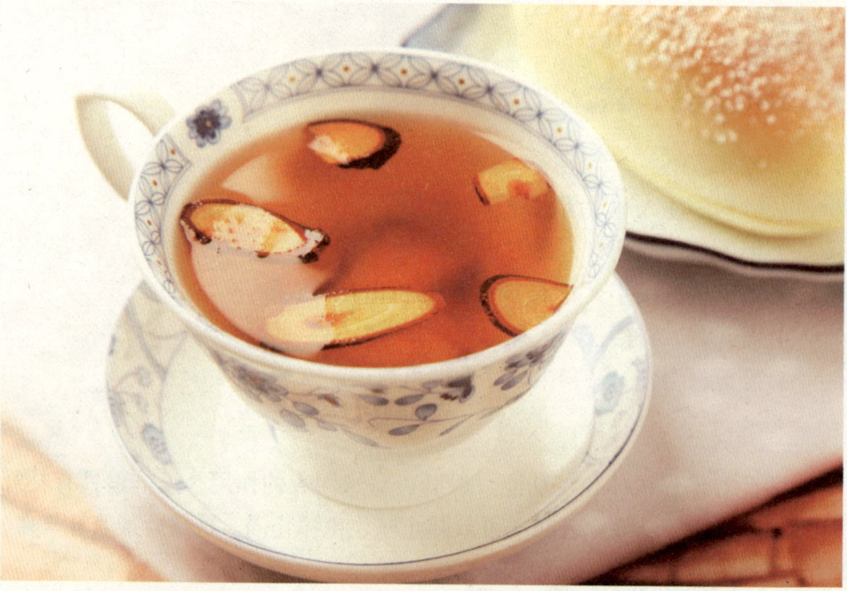

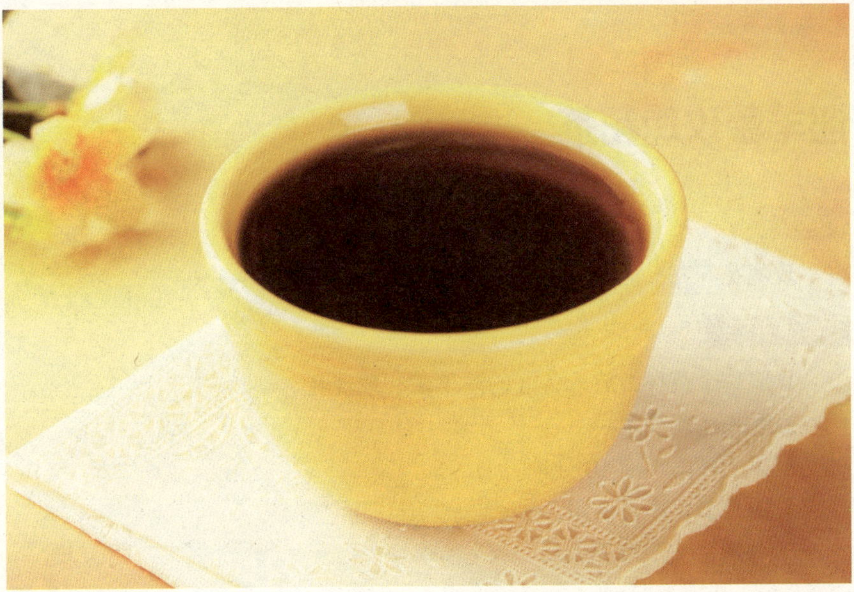

黄精首乌桑寄生茶

|原料|

何首乌 20 克、黄精 15 克、桑寄生 10 克

|冲泡方法|

1. 砂锅中注入适量清水烧开，放入备好的药材。
2. 盖上盖，煮沸后用小火煮约 20 分钟，至其析出有效成分。
3. 揭盖，转中火拌匀，略煮片刻，关火后盛出煮好的药茶。
4. 滤取茶汁，装入茶杯中，趁热饮用即可。

|养生功效|

何首乌具有补肝益肾、养血祛风等作用；黄精能补中益气、润心肺、强筋骨；桑寄生可补肝肾、除风湿、通经络。这款药茶可滋补气血，具有抗疲劳、抗衰老、增强免疫力的作用。

淫羊藿玫瑰花茶

原料

玫瑰花 5 克、淫羊藿 3 克

冲泡方法

1. 取一个茶杯，放入备好的淫羊藿、玫瑰花。
2. 注入适量开水。
3. 盖上杯盖，泡 10 分钟。
4. 揭开盖，即可饮用。

养生功效

玫瑰花含有氨基酸、挥发油、鞣质、生物碱等成分，具有行气养血、柔肝醒胃、美容养颜等功效；淫羊藿可补肾壮阳、祛风除湿。这款药茶组方独特，既能益肾阳又可活血、美容。

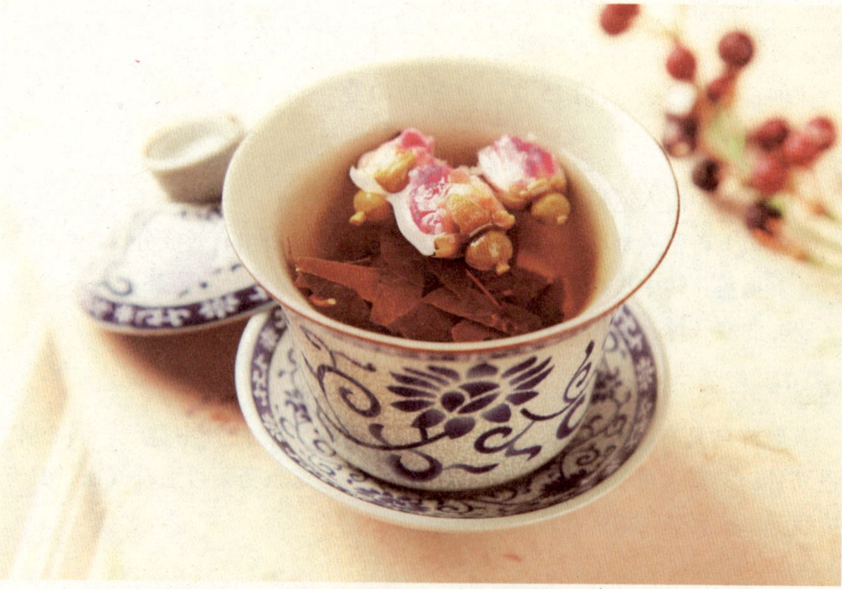

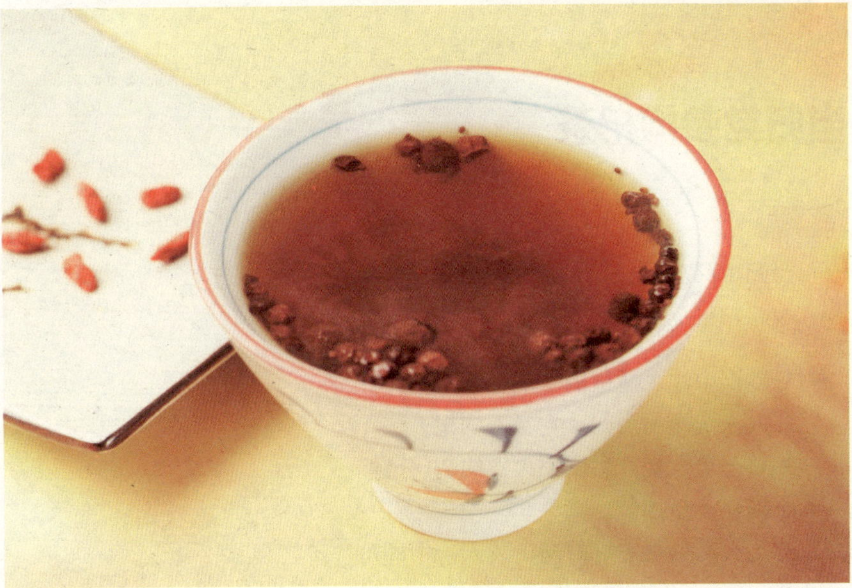

五子茶

|原料|

枸杞 8 克、菟丝子 7 克、车前子 5 克、五味子 5 克、覆盆子 8 克

|冲泡方法|

1. 砂锅中注入适量清水烧开。
2. 放入枸杞、菟丝子、车前子、五味子、覆盆子。
3. 用勺搅拌匀。
4. 盖盖，用小火煮 20 分钟至药材析出有效成分。
5. 揭盖，搅拌均匀。
6. 关火后把煮好的药茶盛出，装入碗中即可。

|养生功效|

本药茶中的药材均含有强身益肾、清热降压的功效，能有效改善脾、肺、肾功能，可疗治脾虚、咳嗽症状，缓解多种肾脏炎症，如膀胱炎、尿道炎等。

当归党参枸杞茶

原料

当归 10 克、党参 15 克、枸杞 8 克

冲泡方法

1. 砂锅中注入适量清水烧开。
2. 放入洗净的当归、党参、枸杞。
3. 盖上盖，烧开后用小火煮约 20 分钟。
4. 揭盖，搅拌匀。
5. 关火后盛出煮好的汤，装入碗中即可。

养生功效

当归可以生血、养血、活血；党参补中益气、健脾益肺；枸杞滋补肾阴、补血安神。寒冷的冬季泡上这款药茶，饮后可驱寒益胃，增强体质。

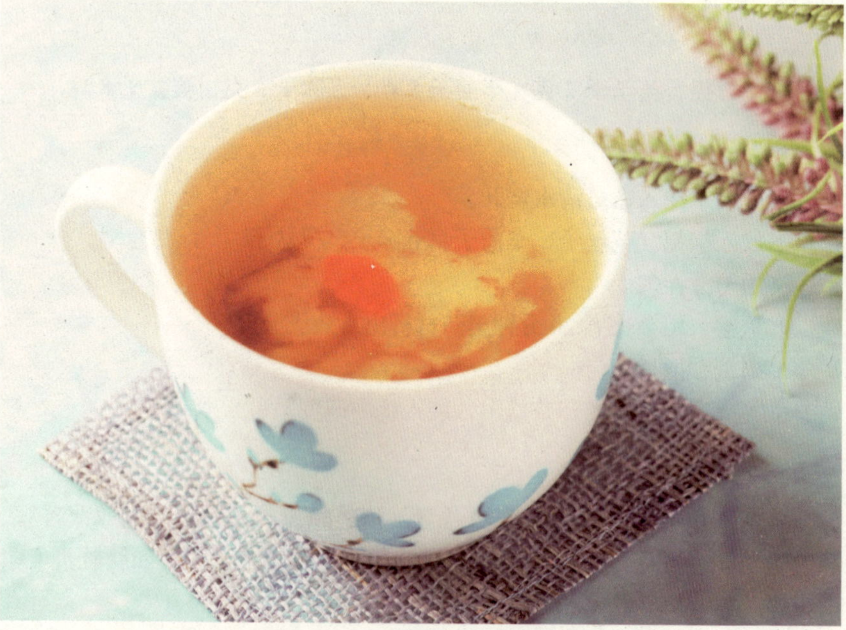

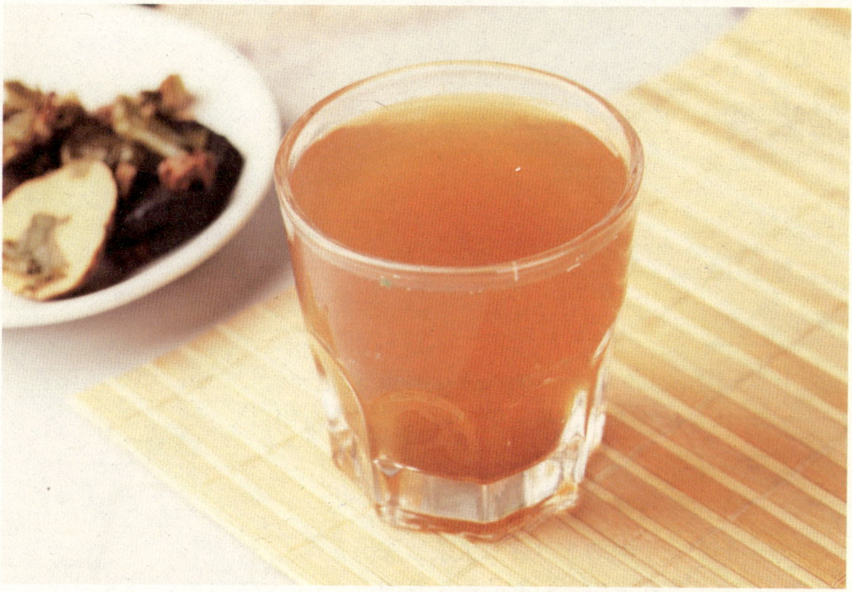

首乌泽泻丹参茶

|原料|

泽泻 20 克、丹参 15 克、何首乌 10 克、绿茶叶 5 克

|冲泡方法|

1. 砂锅中注入适量清水烧开，放入备好的原料，轻轻搅拌匀。
2. 盖上盖子，开始用小火煮约 10 分钟至药材析出有效成分。
3. 揭盖，搅拌均匀，关火后盛出煮好的药茶。
4. 滤取茶汁，装入杯中，趁热饮用即可。

|养生功效|

丹参具有祛瘀止痛、活血通经、清心除烦等功效；何首乌能润肠通便、降血脂、抗衰老、利尿驱寒。这款药茶可增强体质，助你度过漫长的冬日。

糙米茶

|原料|

糙米 100 克

|冲泡方法|

1. 煎锅置火上，烧热，倒入备好的糙米。
2. 用中小火翻炒一会儿，呈黄褐色，关火待用。
3. 取一茶壶，盛入炒过的糙米。
4. 注入适量的开水，至八九分满。
5. 盖上盖，浸泡约 5 分钟，至茶散发出香味。
6. 另取一茶杯，倒入泡好的糙米茶即可。

|养生功效|

糙米茶属于中型偏热食品，非常适合在寒冷的冬季饮用，能够滋补温暖身体，清理肠道，对于便秘、糖尿病、高血压、血脂稠有不错的效果。炒过的糙米对脾胃无刺激，更温和。

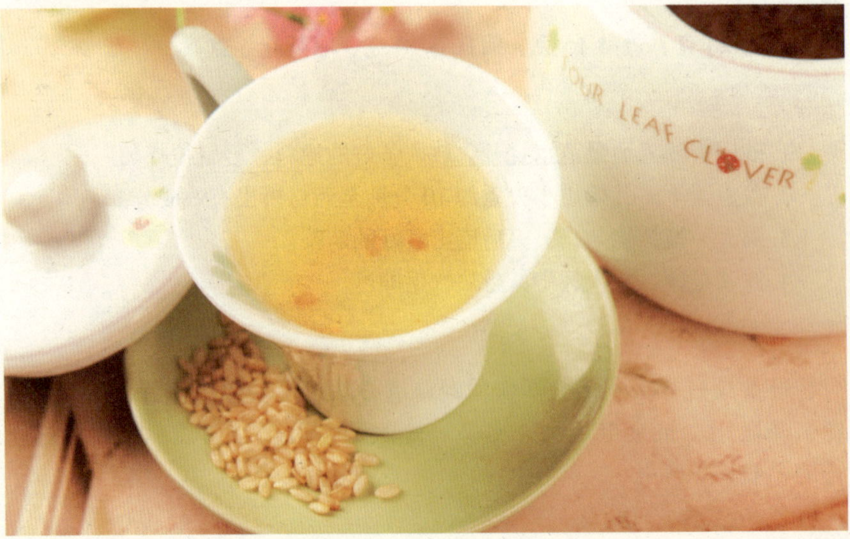

第六章

调理体质的养生药茶

●随着人们生活水平的提高，保健意识逐渐增强。近年来，中药冲泡的药茶日益兴起，根据药物不同有减肥、降脂、健身、益寿、消暑、开胃等多方面的应用。为满足人们的需要，本章为您介绍一些对身体有益的药茶，帮您远离亚健康生活。

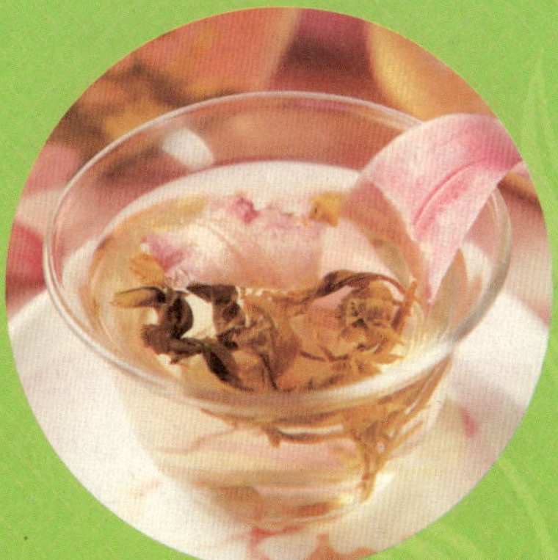

调养五脏药茶

养心药茶

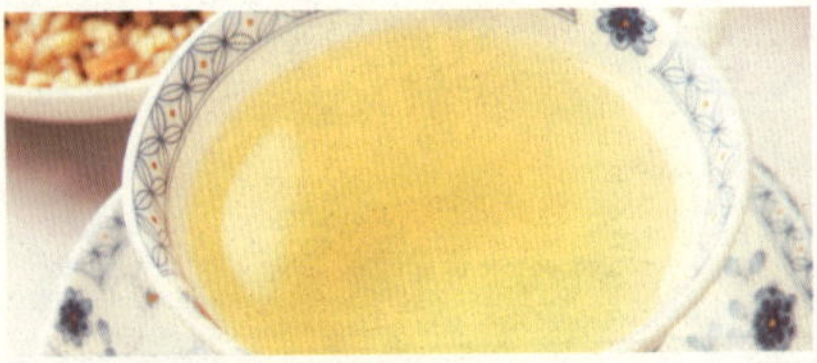

大麦甘草茶

原料

熟大麦 15 克，甘草 3 克

冲泡方法

1. 将大麦、甘草放入煮茶包。
2. 把煮茶包系好，待用。
3. 砂锅中注入适量清水，用大火烧开，放入茶包。
4. 加盖，中火煮 20 分钟，至药材析出有效成分。
5. 揭开盖，取出茶包。将煮好的茶盛出，装入茶杯中即可。

养生功效

大麦含有蛋白质、淀粉、不饱和脂肪酸及多种维生素、矿物质，本药茶具有开胃消食、消渴除热、健脾养胃等功效。

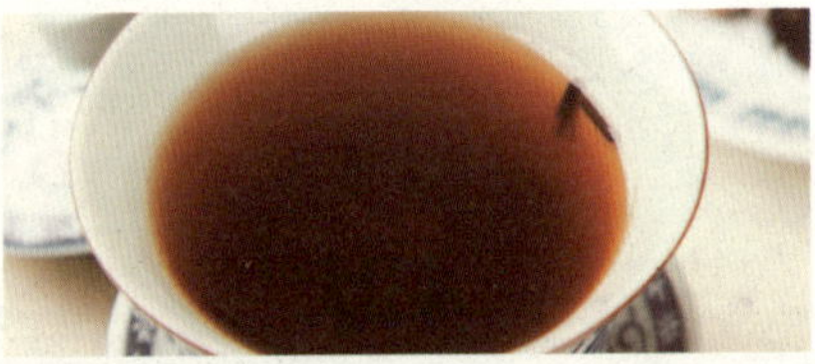

灵芝茯苓茶

原料

灵芝 5 克，茯苓 12 克，红茶 5 克

冲泡方法

1. 砂锅中注入清水烧热，倒入灵芝、茯苓，拌匀。
2. 盖上盖，大火烧开后转小火，煮约 20 分钟至其析出有效成分。
3. 取一个茶杯，倒入红茶，盛入砂锅中的药汁，至八九分满，泡约 5 分钟，趁热饮用即可。

养生功效

灵芝含有氨基酸、多肽、挥发油、B 族维生素等成分，具有宁心安神、补肝气、增强免疫力等功效。茯苓具有补气益脾、和胃、宁心安神等作用。

养肝药茶

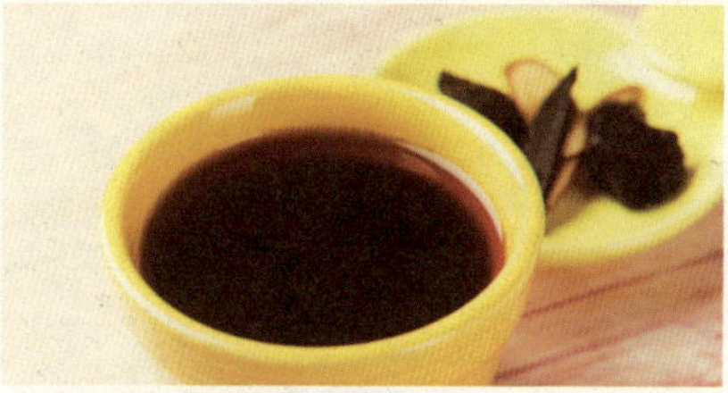

灵芝养肝茶

原料

灵芝片4克，甘草、熟地黄、何首乌各少许。

冲泡方法

1. 砂锅中注入适量清水烧热，倒入备好的灵芝片、甘草、熟地黄、何首乌。

2. 盖上盖，用小火煮约30分钟，至其析出有效成分。

3. 揭开盖，搅拌几下。

4. 关火后盛出药茶，滤入杯中即可。

养生功效

灵芝含有氨基酸、多糖类、多肽、挥发油、维生素B2等成分，本药茶具有宁心安神、补肝气、增强免疫力等功效。

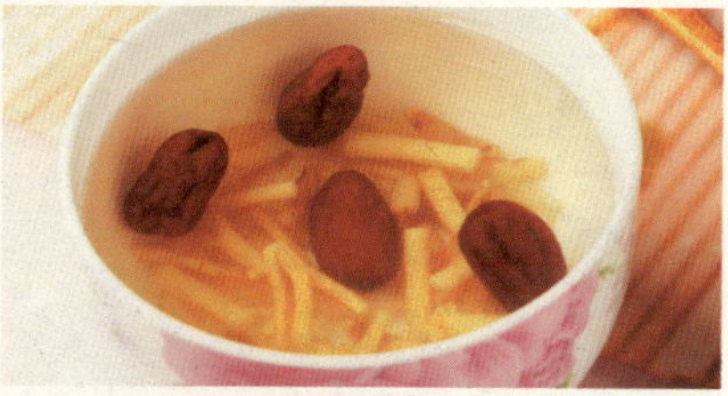

党参麦冬茶

原料

党参15克，麦冬15克，红枣25克。

冲泡方法

1. 砂锅中注入适量清水，用大火烧开。

2. 放入洗净的党参、麦冬、红枣，搅匀。

3. 盖上盖，用小火煮约20分钟，至其析出有效成分。

4. 揭开盖，放入冰糖，搅拌均匀。

5. 盖上盖，煮约3分钟，至其溶化。

6. 揭盖，搅拌均匀，把煮好的茶水盛出，装入碗中即可。

养生功效

麦冬含有氨基酸、葡萄糖、皂苷、黏液质、胡萝卜素、豆甾醇等成分，本药茶具有提高机体免疫力、提升耐缺氧能力、降血糖等功效。

养脾药茶

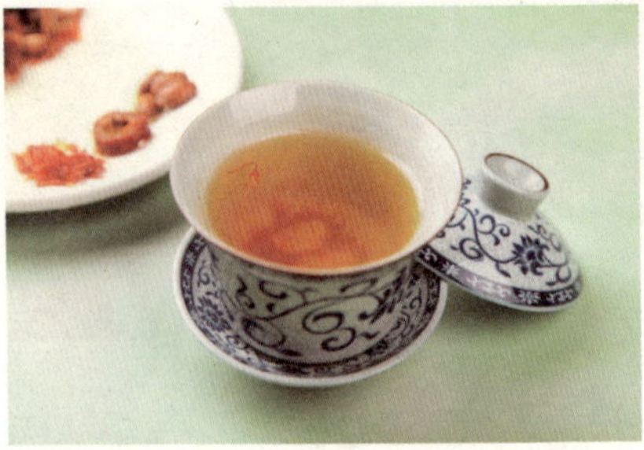

山楂桃仁茶

|原料|

桃仁10克，红花5克，丹参5克，山楂5克，白糖适量。

|冲泡方法|

1. 砂锅中注入清水烧热，倒入桃仁、丹参、山楂、红花，搅匀。
2. 盖上锅盖，大火煮15分钟至析出药性。
3. 掀开锅盖，将药渣捞干净。
4. 将药茶盛出，滤进杯中，加入白糖，搅拌至溶化，即可饮用。

|养生功效|

山楂含有槲皮素、金丝桃苷、绿原酸、山楂酸、柠檬酸等成分，本药茶具有健脾开胃、帮助消化、去脂减肥等功效。

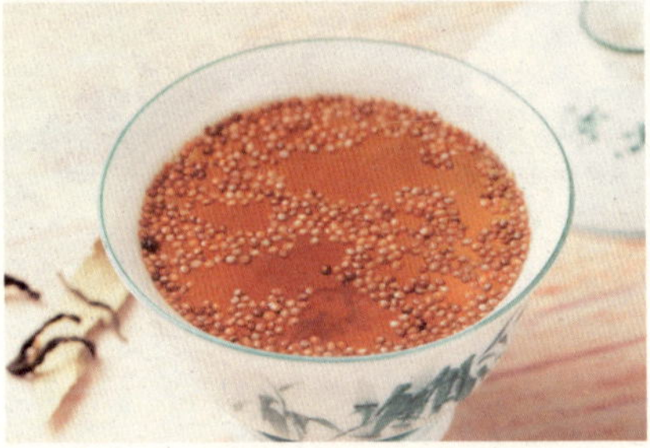

荷叶茯苓茶

|原料|

茯苓15克，荷叶5克，决明子15克，紫苏子6克，干山楂20克，乌龙茶叶7克。

|冲泡方法|

1. 砂锅中注入清水烧开，放入茯苓、荷叶、决明子、干山楂，倒入乌龙茶叶。
2. 盖上盖，煮20分钟，至其析出有效成分，捞出药渣。
3. 把紫苏子装入茶杯中，倒入煮好的药汁，盖上杯盖，闷10分钟；揭开杯盖，即可饮用。

|养生功效|

茯苓含有茯苓多糖、葡萄糖、氨基酸、有机酸、卵磷脂、胆碱、麦角甾醇等有效成分，具有养心安神、健脾和胃、渗湿利水等功效

养肺药茶

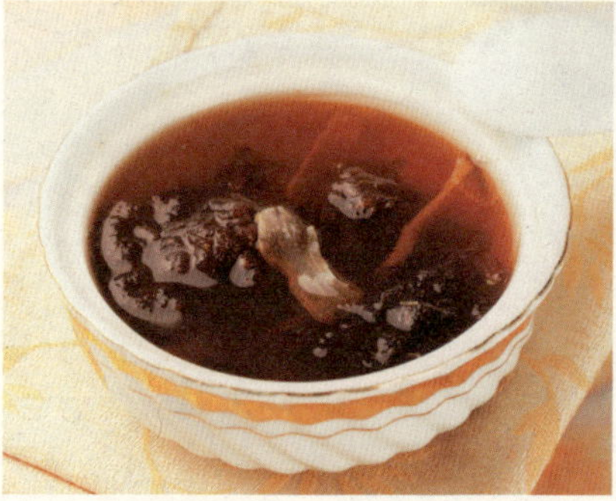

胖大海薄荷玉竹饮

原料

胖大海15克，玉竹12克，薄荷8克，冰糖30克。

冲泡方法

1. 砂锅中注入清水烧开，倒入胖大海、玉竹、薄荷，拌匀。

2. 盖上盖，小火煮15分钟，至药材析出有效成分。

3. 揭开盖，放入冰糖，搅匀，煮至冰糖溶化；将煮好的药汤盛入碗中即可。

养生功效

胖大海含有阿拉伯糖、半乳糖乙酸、半乳糖、胖大海素等成分，本药茶具有清肺热、利咽喉、解毒、润肠通便等功效。

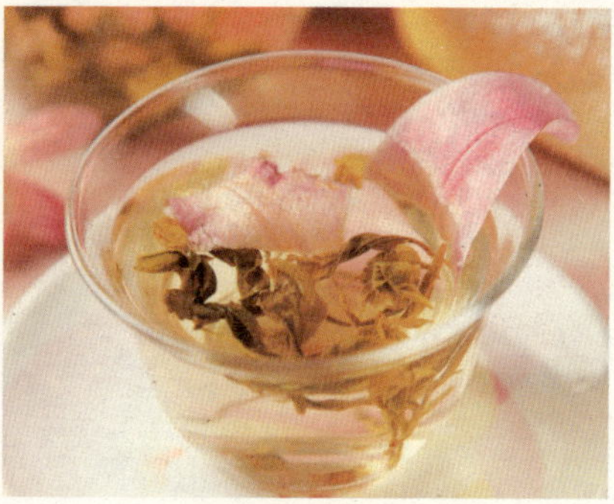

百合绿茶

原料

绿茶叶15克，鲜百合花少许，白糖适量。

冲泡方法

1. 取一碗清水，倒入绿茶，清洗干净，捞出材料，沥干水分，装入小碗中。

2. 另取一个玻璃壶，倒入绿茶，放入鲜百合花。

3. 注入开水，至七八分满，泡约3分钟；将泡好的绿茶倒入杯中，加入白糖拌匀即可。

养生功效

百合花含有蛋白质、还原糖、B族维生素、维生素C、淀粉、钙、磷、铁等营养成分，本药茶具有养心安神、润肺止咳等功效。

养肾药茶

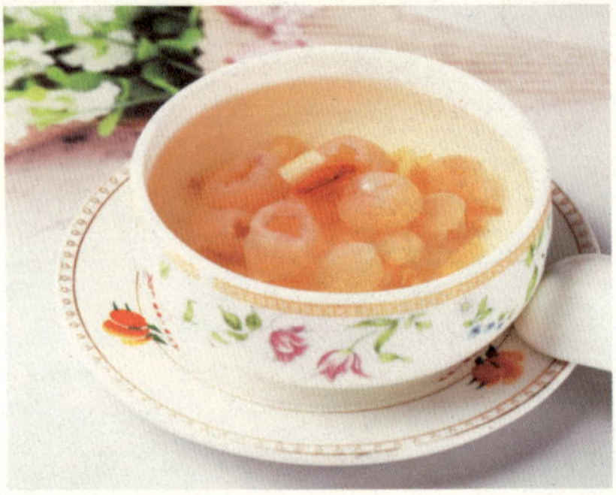

党参桂圆肉茶

|原料|

党参 15 克，桂圆肉 25 克。

|冲泡方法|

1. 砂锅中注入适量清水烧开。
2. 放入备好的党参、桂圆肉。
3. 盖上盖，用大火烧开后，转小火煮约 20 分钟，至食材熟透。
4. 揭开盖，盛出煮好的茶水，装入碗中即可。

|养生功效|

党参含有菊糖、果糖、胆碱、党参酸等成分，本药茶具有增强免疫力、改善微循环、增强造血功能等作用。

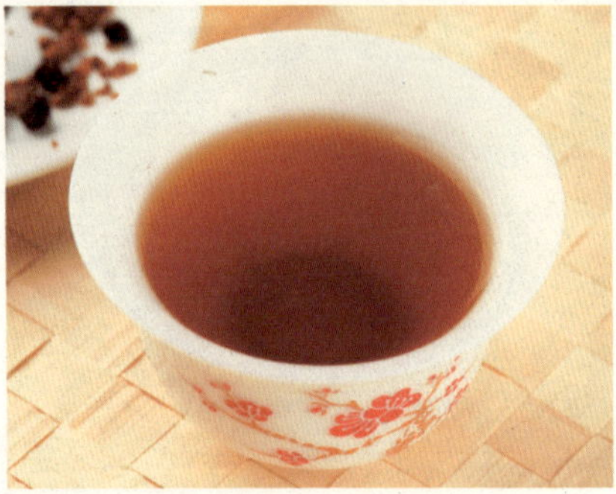

菟丝子五味茶

|原料|

菟丝子 5 克，五味子 5 克。

|冲泡方法|

1. 砂锅中注入适量清水，用大火烧开，倒入备好的药材。
2. 盖上盖，大火烧开后转小火，煮 20 分钟至其析出有效成分。
3. 揭盖，搅动片刻，把煮好的药茶盛出，倒入杯中即可。

|养生功效|

菟丝子含有锶、钼、钙、镁、铁、锰、锌、铜及多种氨基酸，本药茶有补肾益精、养肝明目的功效，对糖尿病有辅助治疗的作用。

9种体质适合喝的药茶

平和体质

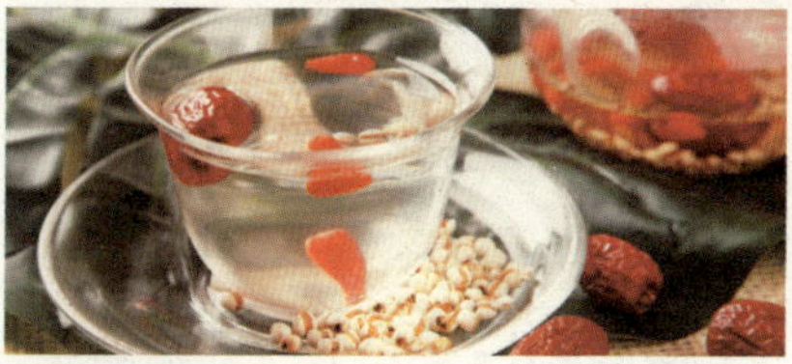

薏米茶

|原料|

薏米110克，红枣3颗，枸杞10克。

|冲泡方法|

1. 煎锅置火上，倒入备好的薏米，用小火炒干水汽，放凉。

2. 取一茶壶，撒上红枣、枸杞。

3. 倒入薏米，注入适量开水，至八九分满。

4. 盖盖，浸泡约3分钟，至食材析出有效成分；另取一茶杯，倒入泡好的薏米茶即可。

|养生功效|

薏米含有固醇、多种氨基酸、薏苡仁油、薏苡仁酯、B族维生素等营养成分，本药茶具有利水渗湿、抗癌、解热、健脾止泻、美容健肤等作用。

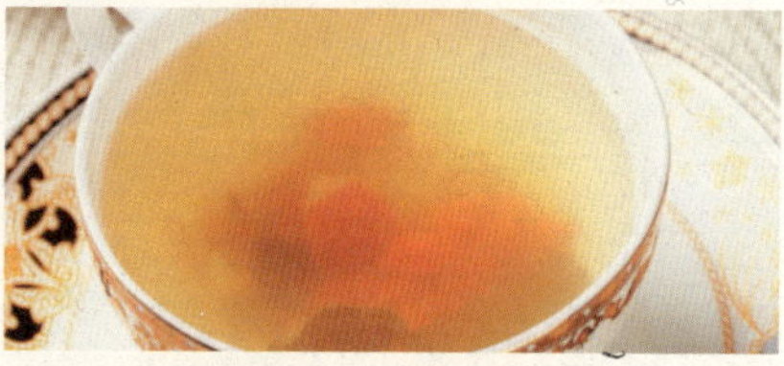

薏仁荷叶山楂茶

|原料|

山楂15克，炒薏米30克，荷叶、枸杞各少许。

|冲泡方法|

1. 洗净的山楂切去头尾，切开，去核，备用。

2. 砂锅中注入适量清水烧开，倒入备好的薏米、荷叶、枸杞。

3. 放入切好的山楂，搅拌均匀。

4. 盖上盖，烧开后用小火煮约15分钟至药材析出有效成分。

5. 揭盖，关火后盛出煮好的茶水，倒入杯中。趁热饮用药茶即可。

|养生功效|

山楂可以助消化、活血消脂，本药茶具有除湿补肺、清热利湿、健脾止泻等功效。

阳虚体质

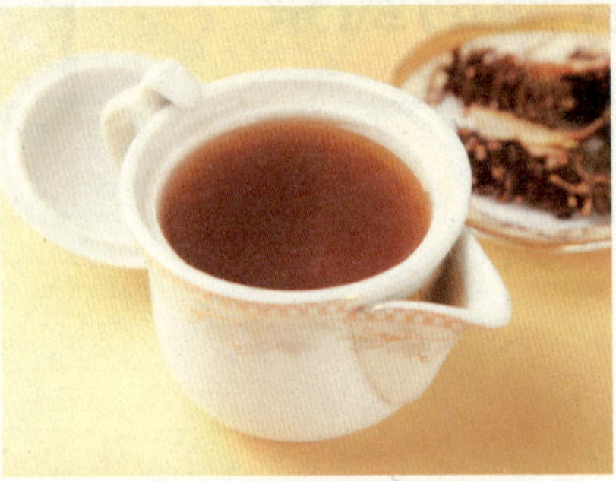

夏枯草香附甘草茶

|原料|

夏枯草6克，香附7克，甘草少许。

|冲泡方法|

1. 砂锅中注入适量清水，用大火烧热，倒入备好的药材，拌匀。

2. 盖上盖，烧开后用小火煮约30分钟，至药材析出有效成分。

3. 揭盖，关火后盛出药茶，滤入杯中。

4. 趁热饮用即可。

|养生功效|

夏枯草有较好的利尿、清肝作用，本药茶具有清热解毒、益气补脾、祛痰止咳等功效。

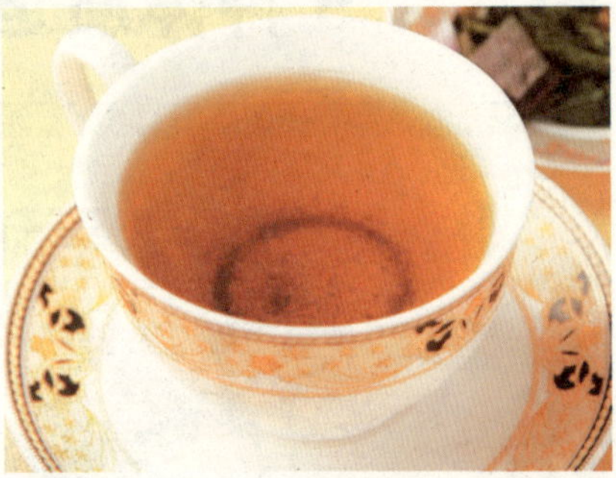

杜仲绞股蓝茶

|原料|

杜仲10克，绞股蓝5克。

|冲泡方法|

1. 砂锅中注入适量清水，用大火烧开，倒入备好的杜仲，再放入洗好的绞股蓝，拌匀。

2. 用中小火煮约10分钟，至药材析出有效成分。

3. 关火后盛出煮好的药茶，滤入杯中，趁热饮用即可。

|养生功效|

绞股蓝含有绞股蓝皂苷、黄酮类和多种维生素、微量元素，本药茶具有降血脂、降血压、止咳祛痰等功效。

气虚体质

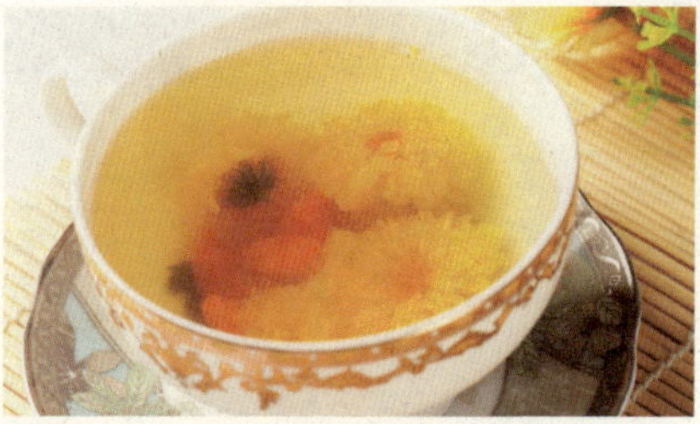

党参菊花枸杞茶

|原料|

党参15克，菊花5克，枸杞6克。

|冲泡方法|

1. 砂锅中注入适量清水烧开，放入洗净的党参。

2. 盖上盖，用小火煮约15分钟，至党参析出有效成分。

3. 揭盖，放入洗好的枸杞，再放入洗好的菊花。

4. 再盖上盖，用小火煮5分钟，至其析出有效成分。

5. 揭开盖，搅拌均匀。

6. 关火后把煮好的茶水盛出，稍微放凉后即可饮用。

|养生功效|

菊花含有挥发油、腺嘌呤、氨基酸、维生素和多种矿物质，本药茶具有疏散风热、清热解毒、养心润肺、清肝明目等功效。

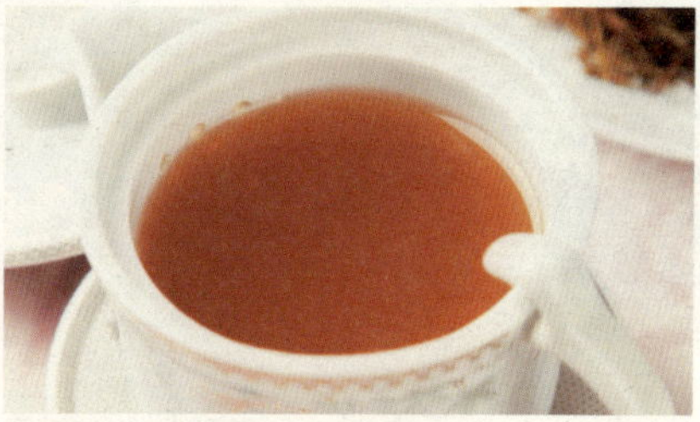

鸡骨草灵芝茶

|原料|

鸡骨草10克，灵芝7克，蜜枣20克。

|冲泡方法|

1. 砂锅中注入适量清水，用大火烧开，倒入备好的鸡骨草，放入灵芝、蜜枣，搅拌均匀。

2. 加盖，大火烧开后转小火，煮30分钟至有效成分析出。

3. 揭盖，搅拌至入味，盛出灵芝茶，过滤在茶杯中即成。

|养生功效|

鸡骨草含有甾醇化合物、黄酮类、氨基酸、糖类等成分，本药茶具有清热解毒、舒肝散瘀、益胃健脾等功效。

阴虚体质

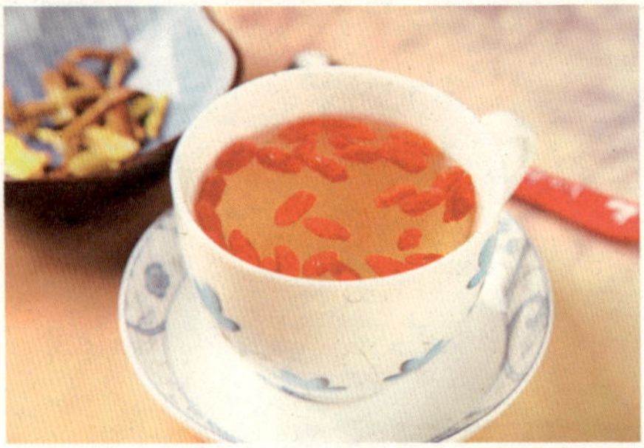

石斛枸杞茶

原料

枸杞5克，石斛3克，冰糖适量。

冲泡方法

1. 砂锅中注入适量清水，用大火烧开，倒入备好的石斛，搅匀。

2. 盖上锅盖，煮20分钟至其析出有效成分。

3. 揭开锅盖，捞出石斛。

4. 将冰糖、枸杞装入杯中，盛入煮好的药汁，浸泡片刻即可饮用。

养生功效

枸杞中含有甜菜碱、阿托品、天仙子胺、枸杞多糖等成分，本药茶具有益气活血、增强免疫力等功效。

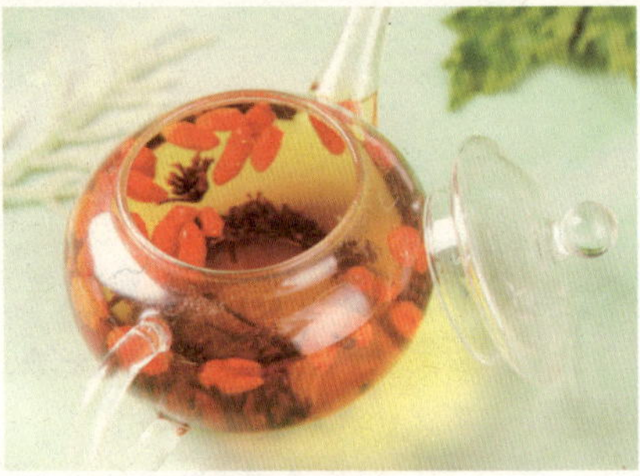

密蒙花枸杞茶

原料

密蒙花5克，枸杞8克。

冲泡方法

1. 取茶壶，放入备好的枸杞，再放入洗好的密蒙花。

2. 往茶壶中注入适量开水，盖上茶壶盖子，泡约15分钟，至茶壶中的药材析出有效成分。

3. 揭开盖，待药茶放凉后，倒入杯中即可饮用。

养生功效

枸杞含有阿托品、枸杞多糖、甜菜碱、枸杞色素等成分，本药茶具有增强免疫力、养肝明目等功效。

血瘀体质

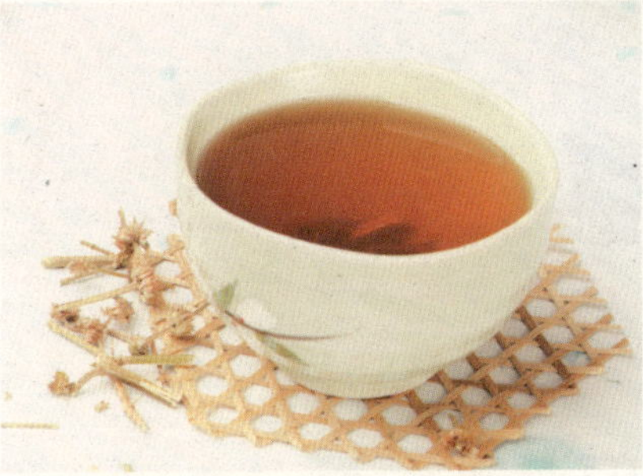

益母草茶

|原料|

益母草 10 克。

|冲泡方法|

1. 砂锅中注入适量清水，用大火烧开。

2. 倒入备好的益母草，搅拌片刻。

3. 盖上锅盖，大火烧开后转小火，煮 30 分钟至析出有效成分。

4. 掀开锅盖，持续搅拌片刻；关火后将煮好的药茶盛出，装入杯中即可。

|养生功效|

益母草具有活血调经的作用，本药茶具有益气补血、清热凉血等功效。

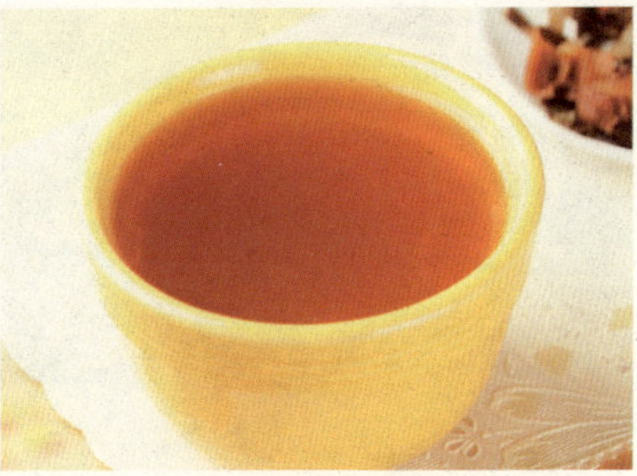

荷叶丹参山楂茶

|原料|

荷叶 10 克，丹参 15 克，三七 10 克，干山楂 20 克。

|冲泡方法|

1. 砂锅中注入适量清水烧开，倒入备好的药材，拌匀。

2. 盖上盖，小火煮 20 分钟，至药材析出有效成分。

3. 揭开盖，搅拌片刻；关火后将煮好的药茶盛出，滤入杯中，待稍微放凉后即可饮用。

|养生功效|

这道茶饮清心滋润，有滋补功效。其中荷叶清心解暑、散瘀止血；丹参养心安神；山楂健脾开胃。

痰湿体质

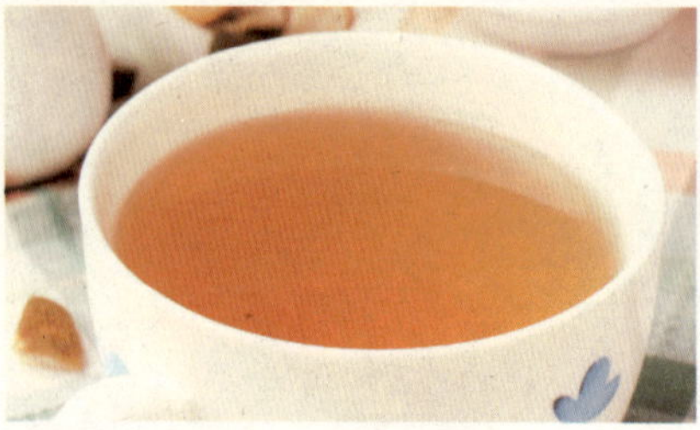

陈皮蜜茶

原料

水发陈皮 40 克，蜂蜜 20 克。

冲泡方法

1. 将泡好的陈皮剪成小块，待用。

2. 取出萃取壶，通电后往内胆中注入适量清水，至最高水位线。

3. 放入漏斗，倒入切好的陈皮。

4. 扣紧壶盖，按下“开关”键，选择“萃取”功能，机器进入工作状态，煮约 5 分钟至陈皮有效成分析出。

5. 待指示灯跳至“保温”状态，拧开壶盖，取出漏斗，将煮好的陈皮茶倒入杯中。

6. 待陈皮茶稍稍放凉后，加入蜂蜜，搅拌均匀即可。

养生功效

陈皮含有膳食纤维、胡萝卜素、多种维生素和微量元素等有效成分，本药茶具有理气健脾、燥湿化痰等功效。

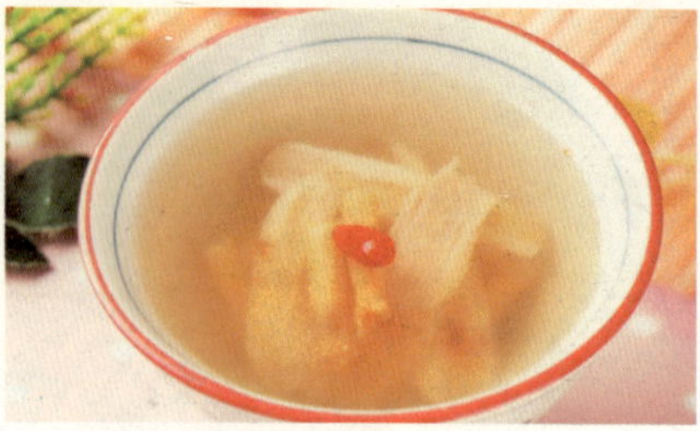

党参黄芪茶

原料

黄芪 10 克，党参 15 克。

冲泡方法

1. 锅中注入清水，用大火烧开，放入洗净的黄芪、党参。

2. 盖上盖，小火煮 20 分钟，至药材析出有效成分。

3. 揭开盖，拌匀，把煮好的茶水盛出，装入碗中即可。

养生功效

黄芪含有蔗糖、多种氨基酸、叶酸及多种矿物质，党参黄芪茶具有益气活血、增强机体免疫力、保护肝脏、利尿等功效。

湿热体质

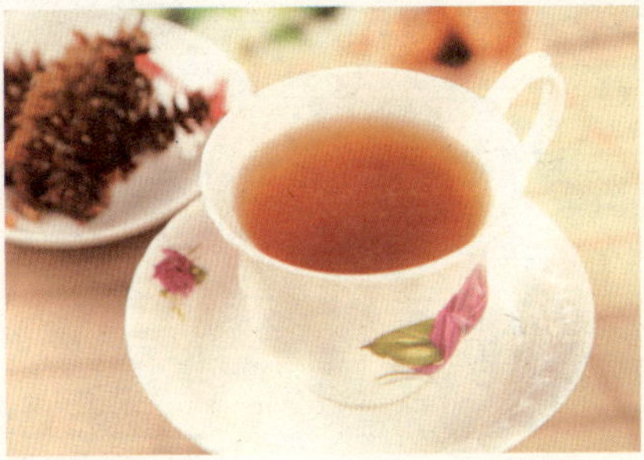

夏枯草金钱草茶

原料

夏枯草 5 克，金钱草 5 克。

冲泡方法

1. 砂锅中注入适量清水烧热。
2. 放入备好的夏枯草、金钱草。
3. 盖上锅盖，用大火煮约 15 分钟，至全部药材析出有效成分。
4. 关火后将煮好的药汁滤入杯中即可。

养生功效

夏枯草水、乙醇浸出液有降低血压的作用，对痢疾杆菌、伤寒杆菌等均有抑制作用。本药茶具有清肝、散结、利尿等功效。

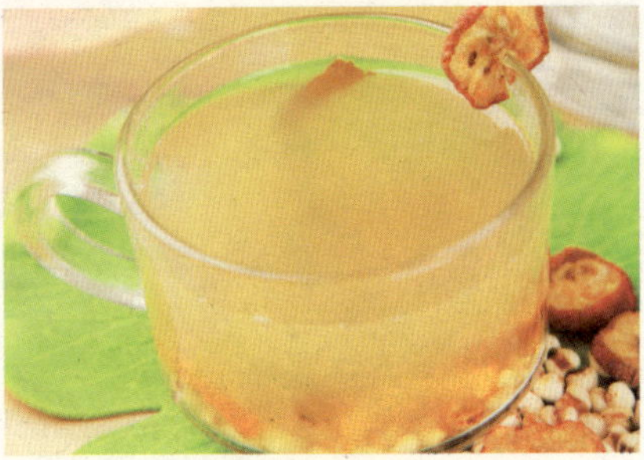

荷叶山楂薏米茶

原料

干荷叶 5 克，山楂干 15 克，陈皮 10 克，薏米 35 克，冰糖适量。

冲泡方法

1. 碗中注入适量清水，放入洗好的干荷叶，倒入备好的干山楂、陈皮和薏米，清洗干净后待用。
2. 锅置火上，倒入清洗好的材料，注入适量清水，用大火煮沸，转小火煮约 30 分钟，至材料熟软。
3. 加入适量冰糖，拌匀，用大火煮至溶化；关火后盛出煮好的药茶，装入杯中即成。

养生功效

薏米含有碳水化合物、蛋白质、不饱和脂肪酸、薏苡仁油等营养成分，本药茶具有清热利湿、利小便、益肺排脓、健脾胃、强筋骨等功效。

气郁体质

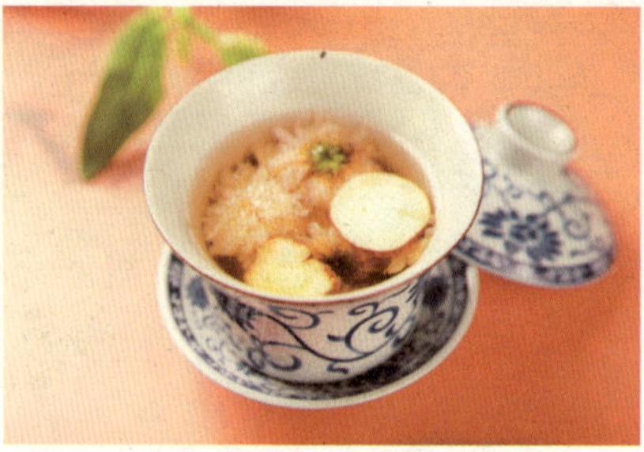

菊花白芷茶

|原料|

菊花、白芷各 5 克。

|冲泡方法|

1. 取一个干净的茶杯，倒入备好的白芷，再放入备好的菊花。

2. 茶杯中加入适量开水。

3. 盖上盖，泡约 10 分钟，至药材析出有效成分。

4. 揭开盖，待放凉后即可饮用。

|养生功效|

白芷能祛风解表、散寒止痛，本药茶具有祛风、燥湿、消肿、止痛等功效。

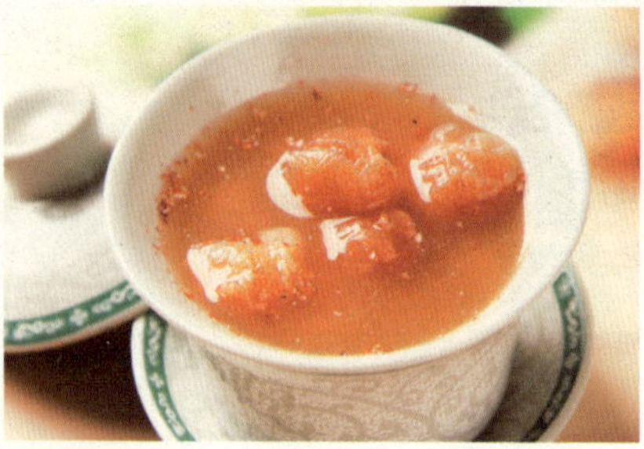

酸枣仁桂圆茶

|原料|

酸枣仁粉 10 克，桂圆肉 15 克。

|冲泡方法|

1. 取一个干净的茶碗，放入备好的桂圆肉、酸枣仁粉。

2. 茶碗中注入适量开水，搅拌均匀，盖上盖，泡约 10 分钟。

3. 揭开盖，即可饮用。

|养生功效|

桂圆含有蛋白质、葡萄糖、蔗糖、维生素等营养成分，本药茶具有益气活血、增强免疫力等功效。

特禀体质

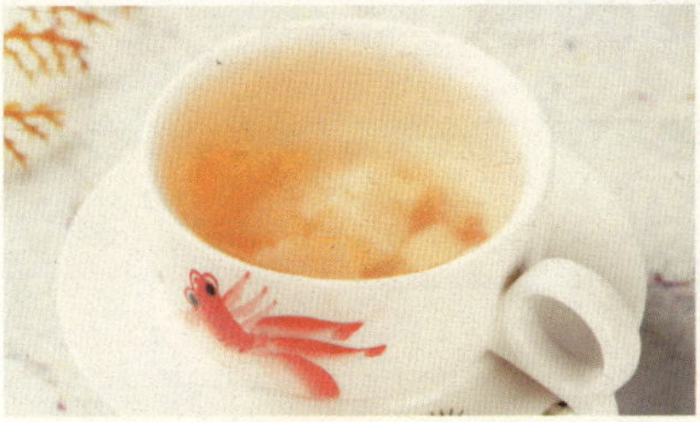

人参茯苓麦冬茶

原料

麦冬 20 克，茯苓 15 克，人参片 8 克。

冲泡方法

1. 砂锅中注入适量清水烧开，放入备好的麦冬、茯苓。

2. 盖上盖，煮沸后用小火煲煮约 15 分钟，至其析出有效成分。

3. 揭开盖，撒入洗净的人参片。

4. 快速搅拌均匀。

5. 煮约 2 分钟，至人参析出有效成分。

6. 关火后盛出煮好的药茶，装入茶杯中即成。

养生功效

人参对中枢神经系统具有兴奋作用，能加强机体对有害因素的抵抗力，本药茶具有益气血、补肝肾等作用。

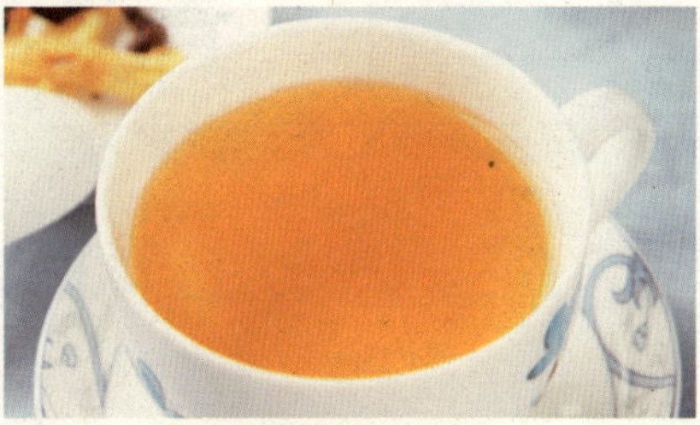

黄芪黄连茶

原料

黄芪、黄连各少许。

冲泡方法

1. 砂锅中注入清水烧开，倒入黄连、黄芪。

2. 盖上盖，煮约 20 分钟至其析出有效成分。

3. 揭开盖，拌匀，盛出煮好的药茶，滤入杯中即可。

养生功效

黄芪含有氨基酸、皂苷、蔗糖、黄芪多糖、胆碱等成分，黄连茶的降火效果好。本药茶具有增强免疫力、补气固表等功效。

各类功能药茶

补血养颜

红花活血茶

原料

红花 15 克，冰糖 20 克。

冲泡方法

1. 将红花放入盛水的碗中，搅拌片刻，清洗掉杂质、滤出，待用。

2. 取电解养生壶底座，放上配套的水壶，加清水至 0.4 升水位线，倒入红花。盖上壶盖，按“开关”键通电，再按“功能”键，选定“泡茶”功能，开始煮茶。选择功能加热 8 分钟，功能加强 2 分钟，共煮 10 分钟，煮至材料析出有效成分。

3. 揭盖，放入冰糖，煮至溶化；取下水壶，将茶水倒入杯中即可。

养生功效

红花可以活血、调经，本药茶具有活血通经，散瘀止痛等作用。

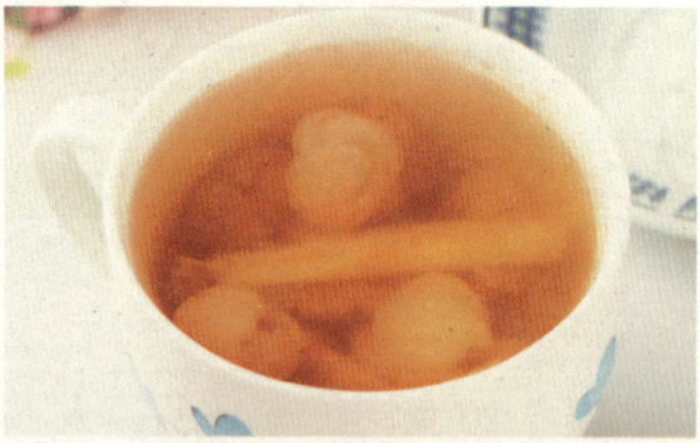

党参桂圆黄芪茶

原料

党参 10 克，桂圆肉 25 克，黄芪 10 克。

冲泡方法

1. 砂锅中注入清水烧开，放入党参、桂圆肉、黄芪。

2. 盖上盖，用小火煮约 20 分钟，至药材析出有效成分。

3. 揭开盖，盛出煮好的茶水，装杯中即可。

养生功效

桂圆含有蛋白质、糖类、B 族维生素、抗坏血酸等营养成分，本药茶具有益气补血、安神定志等功效。

清热解毒

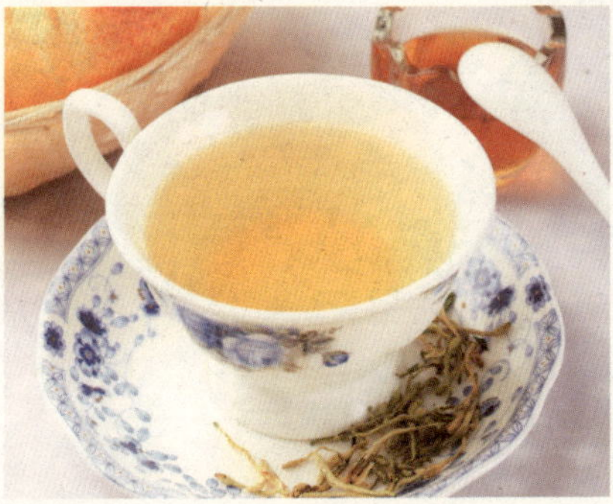

金银花蜂蜜茶

原料

金银花 10 克，蜂蜜 20 克。

冲泡方法

1. 将金银花装入碗中，搅拌片刻，清洗掉杂质，捞出。

2. 取电解养生壶底座，放上配套的水壶，加清水至水位线，放入金银花。

3. 盖上壶盖，按“开关”键通电，开始煮茶，共煮 10 分钟，至材料析出有效成分。

4. 茶水煮好，取下水壶，将茶水倒入杯中，待茶温适合时，加入蜂蜜调匀后即可饮用。

养生功效

金银花能清肝明目，本药茶具有清热解毒、抗炎、补虚疗风等作用。

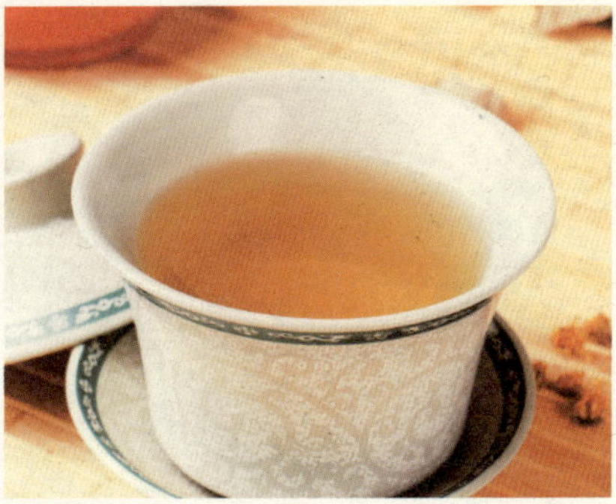

菊花荷叶茶

原料

干荷叶碎 15 克，菊花 20 克。

冲泡方法

1. 蒸汽萃取壶接通电源，在内胆中注入适量清水，至水位线。放上漏斗，倒入干荷叶碎、菊花。

2. 扣紧壶盖，按下“开关”键。

3. 选择“萃取”功能，机器进入工作的状态。

4. 待机器自行运作 5 分钟，指示灯跳至“保温”状态。

5. 断电后取出漏斗，将山楂茶倒入杯中即可。

养生功效

菊花有解毒、清热、明目的作用，本药茶具有疏风、清热、明目等作用。

降脂减肥

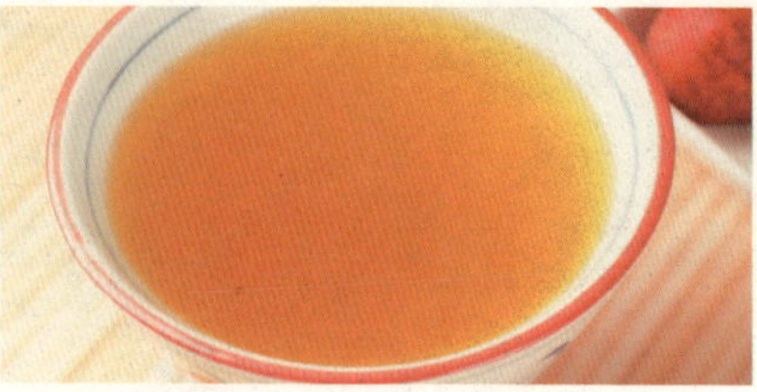

党参荷叶山楂茶

原料

山楂65克，党参10克，决明子15克，荷叶5克。

冲泡方法

1. 将洗净的山楂切开，去核，再把果肉切成小块。

2. 备好的砂锅中注入适量清水，用大火烧开。

3. 砂锅中放入备好的材料，轻轻拌匀。

4. 盖上锅盖，用小火煮约20分钟至其析出有效成分。

5. 揭开锅盖，用滤网捞出材料。

6. 关火后把药汁盛出，装入碗中即可。

养生功效

山楂含有脂肪酶，能促进脂肪消化，并能增加胃消化酶的分泌，本药茶具有降血脂、降血压、健脾开胃、消食化滞、活血化痰的功效。

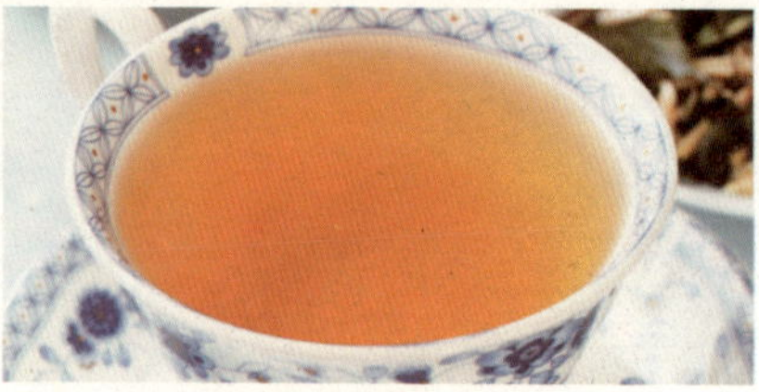

淡竹叶茅根茶

原料

淡竹叶15克，白茅根10克。

冲泡方法

1. 备好的砂锅中注入适量清水，用大火烧开。

2. 砂锅中放入备好的淡竹叶，再放入白茅根。用勺搅拌均匀。

3. 盖上盖，烧开后用小火煮约10分钟至其析出有效成分。

4. 揭盖，捞出药材。关火后盛出煮好的药茶，装入杯中即可饮用。

养生功效

白茅根能利水、导热、清肺，本药茶具有清热解毒、止血、利尿等功效。

养发护发

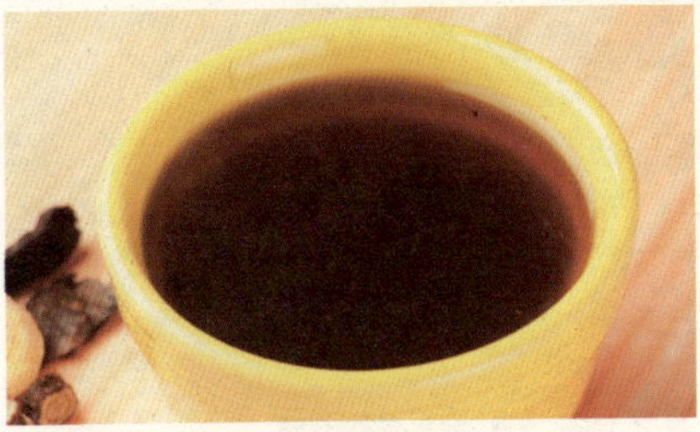

葛根丹参首乌茶

原料

葛根15克，丹参10克，黄精10克，制首乌10克，桑寄生10克。

冲泡方法

1. 砂锅中注入适量清水，用大火烧开，放入葛根、丹参、黄精、制首乌、桑寄生，拌匀。

2. 盖上盖，用小火煮20分钟，至药材析出有效成分。

3. 揭开盖，将药材及杂质捞干净，把煮好的药茶盛出，待稍微放凉即可饮用。

养生功效

这款茶饮由多款药材熬制而成，滋补功效明显，其中葛根生津止渴、消热止泻；丹参活血祛瘀、清心除烦；制首乌补肝益精。

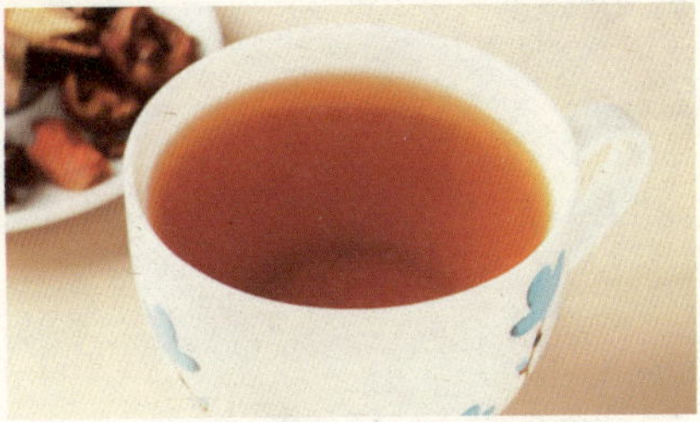

首乌决明子冬瓜茶

原料

何首乌25克，干山楂20克，决明子15克，冬瓜皮10克，乌龙茶叶8克。

冲泡方法

1. 砂锅中注入清水烧开，放入备好的各式材料。

2. 盖上盖，煮沸后用小火煲煮约20分钟，至其析出有效成分。

3. 揭盖，搅拌均匀；关火后盛出煮好的药膳茶，滤取茶汁，装入茶杯中，趁热饮用即可。

养生功效

冬瓜皮清热利尿；何首乌安神、活络；决明子含有大黄酚、大黄素、芦荟大黄素、大黄酸、决明素及决明内酯、维生素A等成分，本药茶有清肝火、祛风湿、益肾明目等功效。

醒脑提神

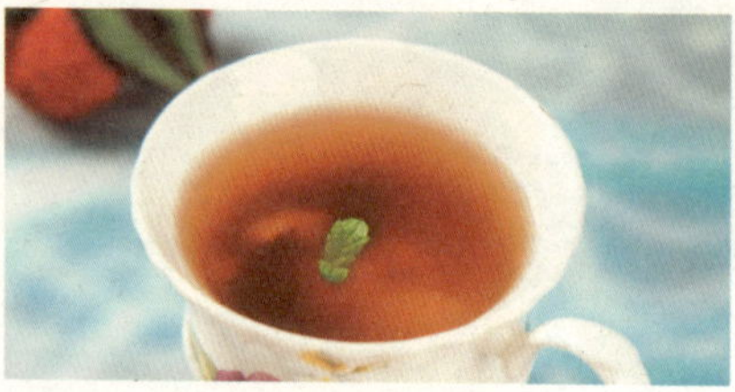

荔枝薄荷绿茶

原料

荔枝肉 90 克，绿茶包 1 袋，薄荷叶少许。蜂蜜适量。

冲泡方法

1. 砂锅中注入适量清水，用大火烧开，倒入洗净的荔枝肉，再撒上洗好的薄荷叶。

2. 用大火煮约 3 分钟，至散发出清香味。转中火，搅拌一会，制成水果茶。

3. 取一茶杯，放入备好的绿茶包。盛入锅中的水果茶，至八九分满。倒入适量蜂蜜，搅拌匀，至其溶化，浸泡一小会儿，饮用前取出绿茶包即可。

养生功效

荔枝含有葡萄糖、果糖、蔗糖、蛋白质、维生素 A、磷、铁等营养成分，本药茶具有补肝肾、健脾胃、益气血等功效。

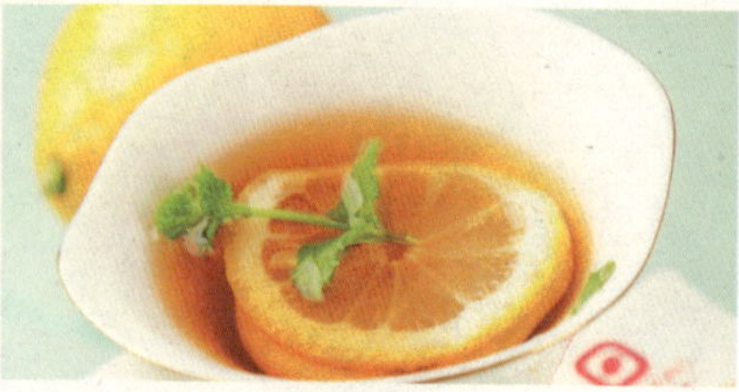

鲜薄荷柠檬茶

原料

柠檬 70 克，鲜薄荷叶少许，热红茶适量。冰糖适量。

冲泡方法

1. 洗净的柠檬切成薄片。

2. 取一个干净的瓷杯，往瓷杯中注入备好的热红茶。

3. 茶杯中放入柠檬片，加入冰糖，最后点缀上几片新鲜的薄荷叶，浸泡一会儿即可饮用。

养生功效

柠檬含有柠檬酸、维生素 C、类黄酮、钾、钙、铁等营养成分，本药茶具有生津解暑、开胃醒脾、降低血糖等功效。

镇静安神

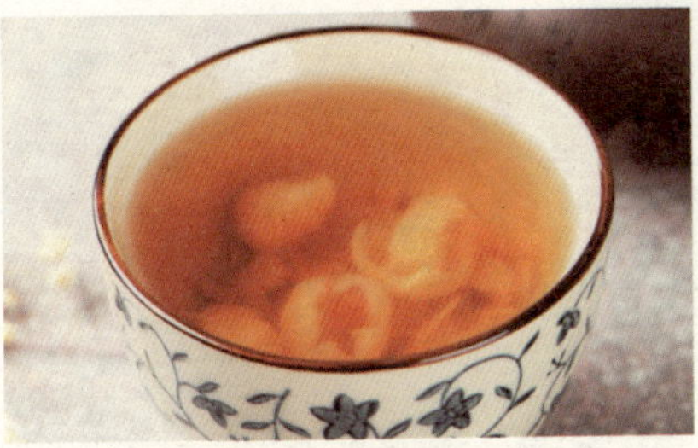

西洋参龙眼茶

原料

西洋参片8克，桂圆肉20克，酸枣仁10克。冰糖25克。

冲泡方法

1. 备好的砂锅中注入适量清水，用大火烧开。

2. 砂锅中倒入洗净的西洋参片、桂圆肉、酸枣仁，拌匀。

3. 盖上盖，用小火煮15分钟，至其析出有效成分。

4. 揭开盖，放入适量冰糖。

5. 搅拌匀，煮至冰糖溶化。

6. 关火后把煮好的药茶盛出，装入碗中即可。

养生功效

西洋参含有人参皂苷、人体必需氨基酸等成分，本药茶具有益肺阴、清虚火、静心凝神、增强记忆力等功效。

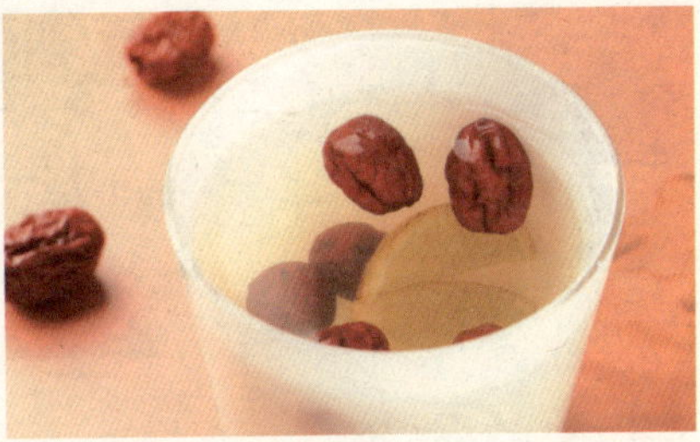

陈皮红枣茶

原料

陈皮4克，红枣15克。

冲泡方法

1. 备好的砂锅中注入适量清水，用大火烧开。

2. 砂锅中倒入陈皮，放入洗净的红枣，大火烧开后转小火，煮15分钟，至其析出有效成分。

3. 揭开盖，搅拌片刻；关火后把煮好的茶水盛出，装入杯中，稍微放凉即可饮用。

养生功效

陈皮含有挥发油、橙皮苷、B族维生素、维生素C等成分，本药茶对胃肠道有温和刺激的作用，有利于人体的新陈代谢，排除体内多余的脂肪和胆固醇，有助于稳定血压。

增强记忆力

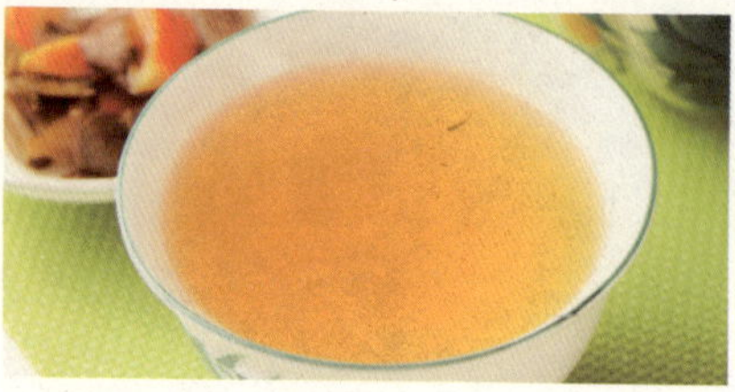

荷叶党参茶

|原料|

荷叶5克，党参10克，山楂50克。

|冲泡方法|

1. 将洗净的山楂切开，去核，再将果肉切成小块。

2. 砂锅中注入适量清水，用大火烧开，倒入备好的党参，放入洗好的荷叶，再放入山楂，拌匀，煮约20分钟，至其析出有效成分。

3. 关火后捞出药渣，将煮好的药茶装入杯中即可。

|养生功效|

党参具有增强免疫力、改善微循环、增强造血功能等功效；荷叶含有莲碱、荷叶碱、维生素C、多糖等营养成分，本药茶具有清热解毒、凉血、止血、增强记忆力等功效。

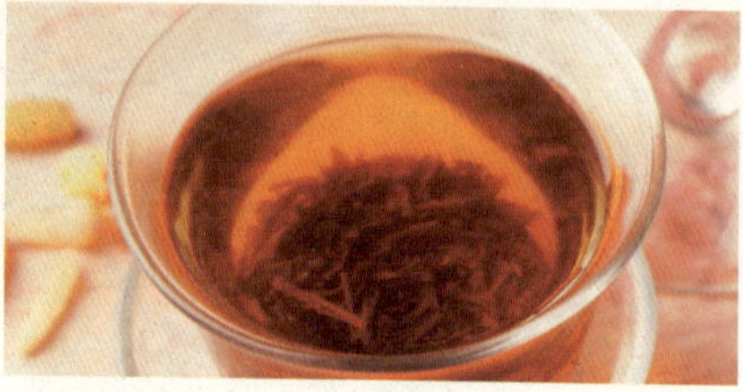

麦冬党参红茶

|原料|

麦冬10克，党参15克，红茶叶8克。

|冲泡方法|

1. 将红茶叶放入茶杯中，备用。

2. 砂锅中注入清水烧开，放入洗好的党参、麦冬，煮20分钟，至其析出有效成分，将药渣捞出。

3. 盛出少许药汁，装入杯中，清洗红茶叶；倒掉药汁，再次盛出药汁，装入杯中，盖上盖，泡5分钟，待稍凉后饮用即可。

|养生功效|

红茶含有维生素C、维生素K、咖啡碱、多酚类化合物等成分，本药茶具有提神醒脑、增强免疫力、利尿、抗炎等功效。

清热去火

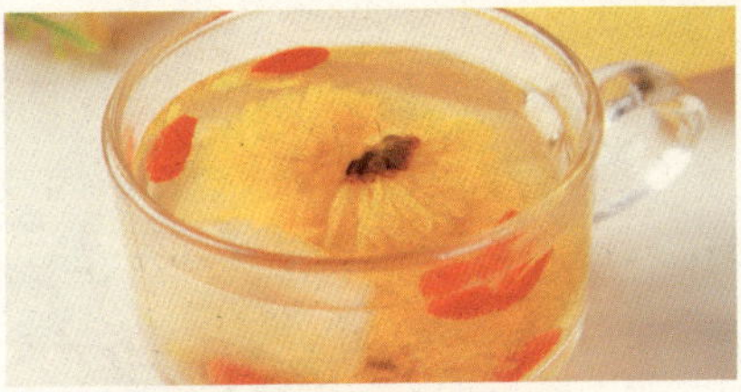

雪梨菊花茶

原料

雪梨 140 克，菊花 8 克，枸杞 10 克，冰糖适量。

冲泡方法

1. 取两碗温水，分别放入菊花和枸杞，清洗干净。捞出清洗好的枸杞、菊花，装入盘中，待用。

2. 洗净的雪梨取果肉，再将果肉切成薄片，备用。

3. 汤锅置火上，放入雪梨片，注入适量清水，用大火略煮。

4. 锅中撒上备好的冰糖，搅拌均匀，至冰糖溶化。

5. 倒入清洗好的菊花和枸杞，用中火略煮，至散出花香味；关火后盛出煮好的菊花茶，装入杯中即成。

养生功效

菊花能够清肝明目、清热解毒，本药茶具有清热解毒、延缓衰老、抗肿瘤等功效。

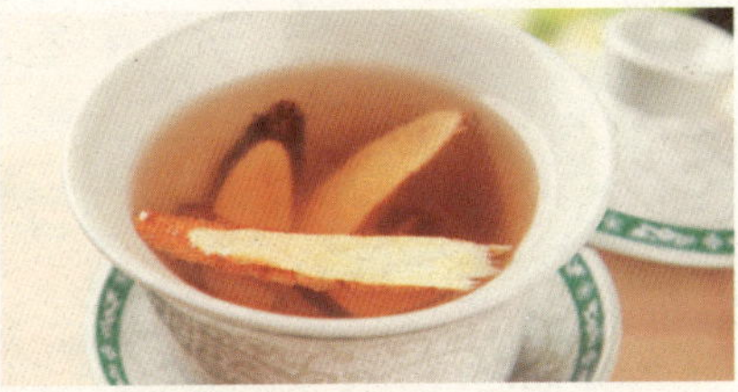

赤芍甘草茶

原料

赤芍 15 克，甘草 20 克。

冲泡方法

1. 砂锅中注入适量清水，用大火烧热，倒入备好的赤芍，煮约 25 分钟，至其析出有效成分。

2. 搅拌几下，转中火，保温，待用。

3. 取一个干净的茶杯，放入甘草，再盛入砂锅中的药汁，至八九分满，浸泡约 5 分钟即可。

养生功效

甘草含有甘草酸、甘草甙、甘草甜素、甘草素、异甘草素以及甘草醇、异甘草醇等有效成分，本药茶具有润肺止咳、抗过敏、清热解毒等作用。

消除腹胀

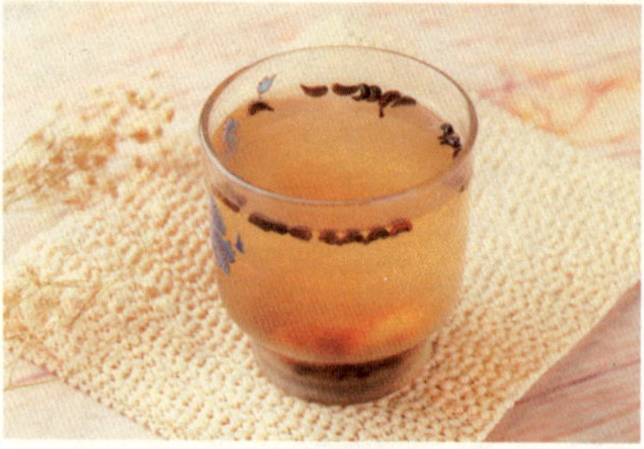

女贞子山楂茶

|原料|

山楂20克，女贞子8克。

|冲泡方法|

1. 砂锅中注入适量清水，用大火烧开，放入洗好的山楂、女贞子，搅拌匀。

2. 盖上盖，煮沸后用小火煮约10分钟，至其析出有效成分。

3. 揭盖，搅拌匀，转中火略煮片刻。

4. 关火后盛出煮好的药茶装入杯中，趁热饮用即可。

|养生功效|

女贞子有滋肾养肾的作用，本药茶具有滋补肝肾、明目乌发等作用。

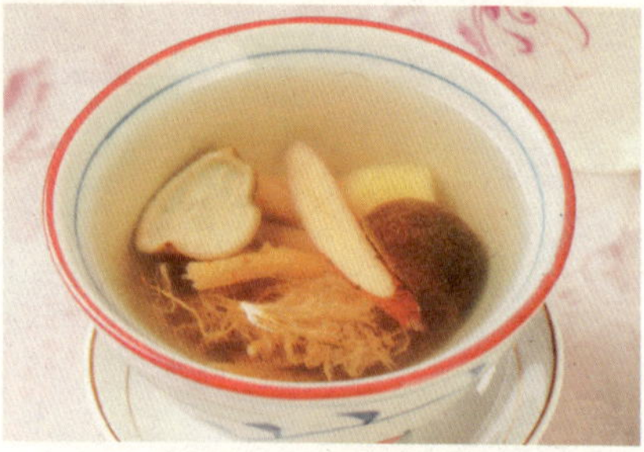

竹茹党参陈皮饮

|原料|

竹茹3克，党参12克，陈皮2克，甘草、姜片各少许。

|冲泡方法|

1. 砂锅中注入适量清水烧开，倒入竹茹、党参、陈皮、甘草、姜片。

2. 盖上盖，烧开后用小火煮约20分钟至药材析出有效成分。

3. 揭开盖，盛出煮好的汤汁，装入碗中，趁热饮用即可。

|养生功效|

党参含有B族维生素及多种氨基酸、微量元素，本药茶具有补中益气、健脾益肺、增强免疫力等功效。

通利小便

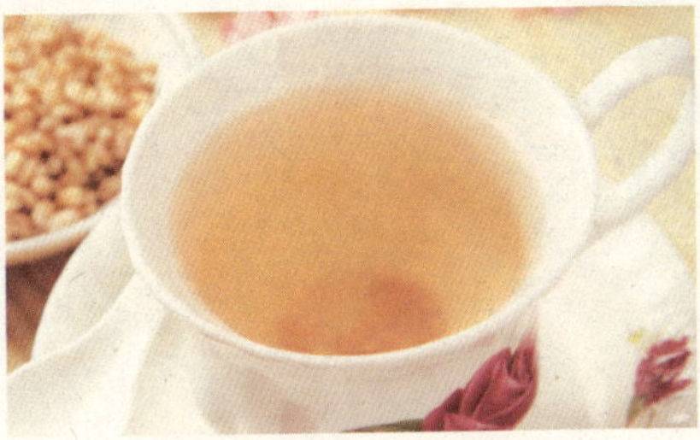

大麦茶

| 原料 |

水发大麦100克。

| 冲泡方法 |

1. 将锅置于火上，倒入大麦，转中火翻炒30分钟至熟。

2. 关火，将炒好的大麦盛出，装入盘中，再倒入隔渣袋里。

3. 将袋子系好，待用。

4. 砂锅中注入清水烧开，放入隔渣袋。

5. 加盖，煮10分钟至析出有效成分。

6. 揭盖，将隔渣袋捞出来，关火后盛出煮好的茶，装入杯中即可。

| 养生功效 |

大麦含有蛋白质、淀粉、不饱和脂肪酸及多种维生素、矿物质，本药茶具有开胃消食、消渴除热、健脾养胃等功效。

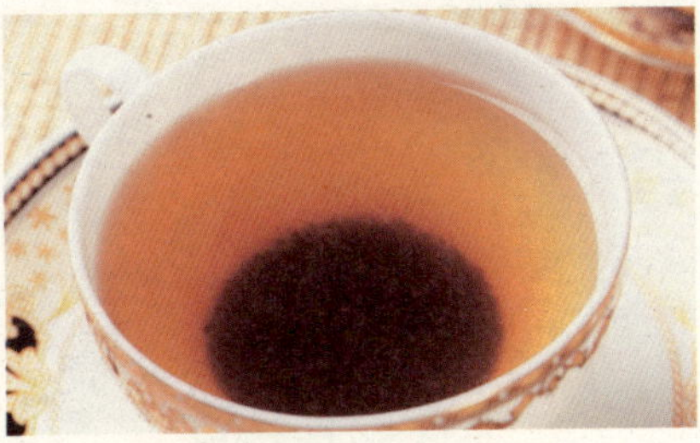

车前子茶

| 原料 |

车前子10克。

| 冲泡方法 |

1. 砂锅中注入适量清水，用大火烧开，倒入备好的车前子，搅拌均匀。

2. 盖上盖，用小火煮约30分钟，至其析出有效成分。

3. 揭盖，盛出煮好的茶水，装入杯中，趁热饮用即可。

| 养生功效 |

车前子含有车前子酸、胆碱、维生素C、腺嘌呤等成分，本药茶具有清热解毒、清肝明目、降血压、化痰止咳等功效。

减轻失眠

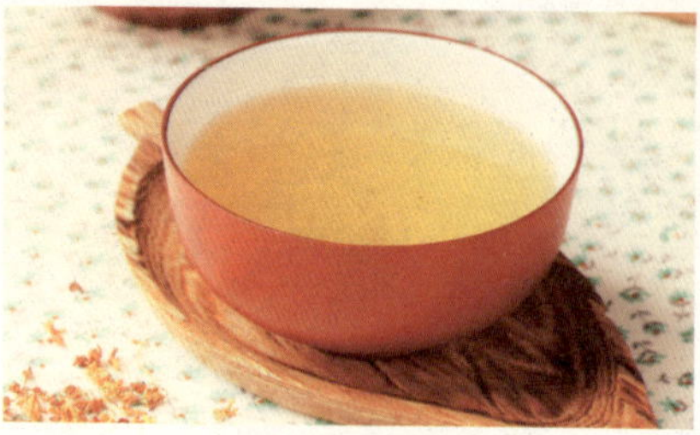

桂花甘草绿茶

原料

甘草30克，绿茶叶20克，桂花25克，蜂蜜20克。

冲泡方法

1. 砂锅中注入适量清水，用大火烧开，倒入洗净的甘草、绿茶叶，再放入桂花，拌匀。

2. 盖上盖，大火煮5分钟，至其析出有效成分。

3. 关火后闷5分钟，至入味。

4. 揭开盖，盛出煮好的茶。

5. 将煮好的茶装入备好的茶壶中，盖上壶盖。

6. 将茶倒入茶杯中，加入适量蜂蜜，调匀即可。

养生功效

甘草能够抗炎、抗过敏，本药茶具有润肺止咳、抗过敏、清热解毒等作用。

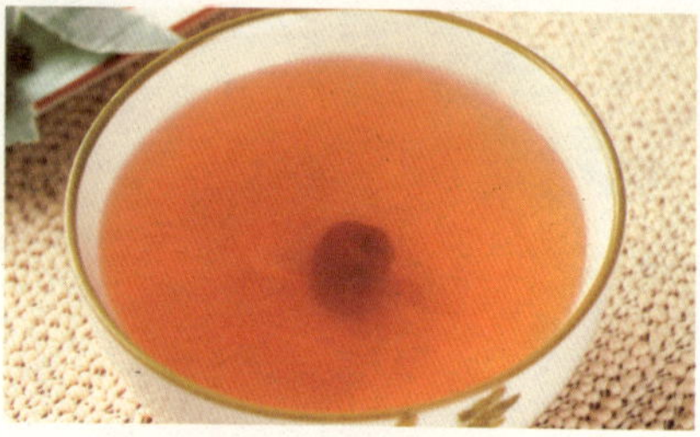

丹参黄芪枸杞茶

原料

红枣20克，黄芪10克，丹参、枸杞各5克。

冲泡方法

1. 备好的砂锅中注入适量清水，用大火烧开。

2. 砂锅中放入洗好的红枣、黄芪、丹参、枸杞。

3. 盖上盖，煮约10分钟，至其析出有效成分，搅拌几下，再盛出煮好的枸杞茶，滤取茶汁，装入茶杯中即成。

养生功效

丹参具有活血祛瘀、通经止痛、清心除烦、凉血消痈的作用，搭配黄芪、枸杞和红枣一起做成药茶，具有祛除痤疮的功效。

祛除痤疮

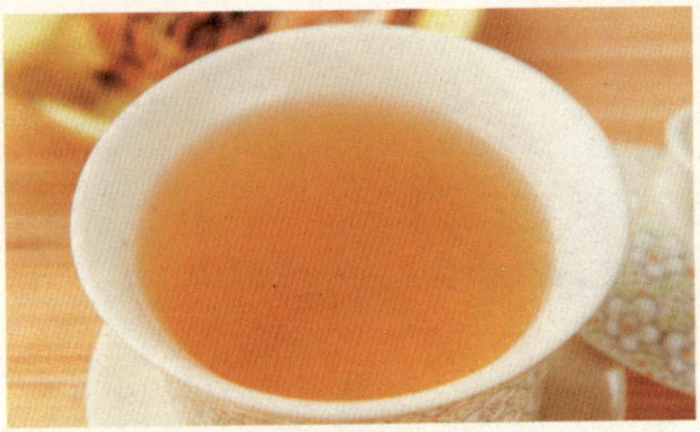

金银花连翘茶

原料

金银花6克，甘草、连翘各少许。

冲泡方法

1. 砂锅中注入清水烧热，倒入金银花、甘草、连翘。

2. 盖上盖，煮约15分钟至其析出有效成分。

3. 揭盖，盛出药茶，滤入茶杯中即可。

养生功效

连翘含有连翘酚、香豆精、齐墩果酸、皂苷、维生素P等成分，本药茶具有清热解毒、消肿散结等功效。

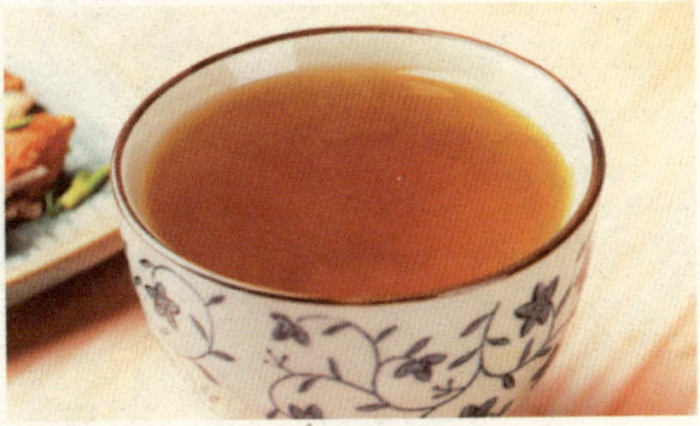

栀子莲心甘草茶

原料

栀子8克，甘草15克，莲子心2克。

冲泡方法

1. 砂锅中注入适量清水，用大火烧开。

2. 砂锅中倒入洗好的栀子，放入洗好的甘草，再放入莲子心。

3. 盖上盖，用小火煮15分钟，至其析出有效成分。

4. 揭开盖子，把煮好的药茶盛出，滤入茶杯中，静置一会儿，待其稍凉后即可饮用。

养生功效

莲子心能清火、解毒，本药茶具有很好的去心火功效，从而达到养心安神的作用。

润肺清热

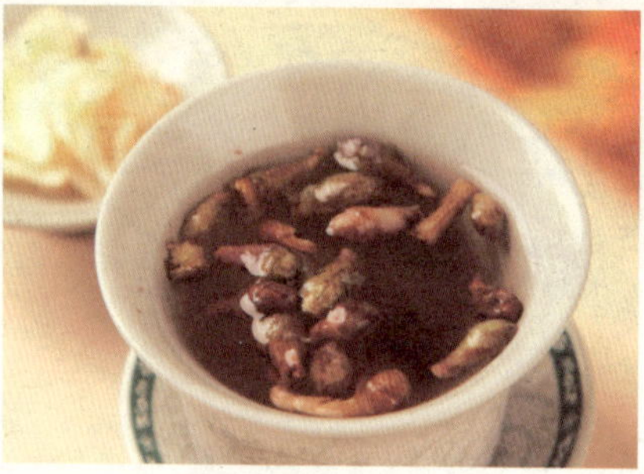

款冬花百合饮

原料

款冬花5克，干百合5克，白糖适量

冲泡方法

1. 砂锅中注入适量清水烧开，倒入百合，用大火煮开后转小火煮15分钟。

2. 取一个杯子，放入备好的款冬花，盛入煮好的药汁。

3. 放入白糖，拌匀，盖上盖，泡约5分钟即可饮用。

养生功效

百合含有蛋白质、淀粉、糖类、B族维生素、维生素C、钙、磷、铁等营养成分，本药茶具有养心润肺、安神利尿、清热止咳等功效。

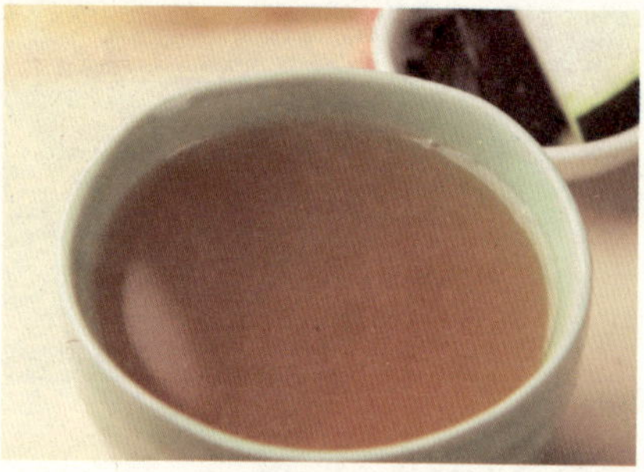

灵芝冬瓜茶

原料

冬瓜汁300毫升，灵芝少许

冲泡方法

1. 砂锅中注入适量清水烧热，倒入洗好的灵芝。

2. 盖上盖，用中火煮约10分钟至其溶出有效成分。

3. 揭开盖，倒入冬瓜汁，放入冰糖，搅拌匀，煮至冰糖溶化，盛出煮好的冬瓜茶即可。

养生功效

冬瓜含有蛋白质、胡萝卜素、维生素C、钙、磷、铁等营养成分，本药茶具有利尿、清热、化痰、解渴等功效。

补肾消炎

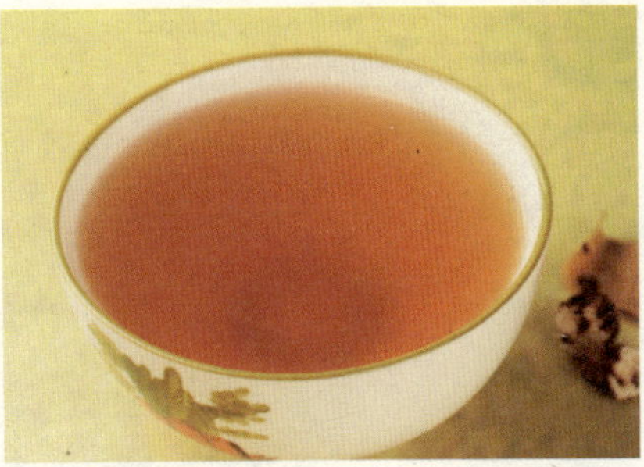

车前子丹参冬瓜皮茶

| 原料 |

黄芪 10 克，冬瓜皮 10 克，车前子 10 克，丹参 10 克

| 冲泡方法 |

1. 砂锅中注入适量清水烧开，放入黄芪、冬瓜皮、车前子、丹参，搅拌均匀。

2. 盖上盖，用小火煮 20 分钟，至药材溶出有效成分。

3. 揭开盖，将药材及杂质捞干净，将煮好的药茶盛出，装入杯中即可饮用。

| 养生功效 |

这款茶饮清淡滋润，营养丰富。其中车前子清热、祛痰；黄芪保肝、利尿；冬瓜皮利尿消肿；丹参清心除烦。

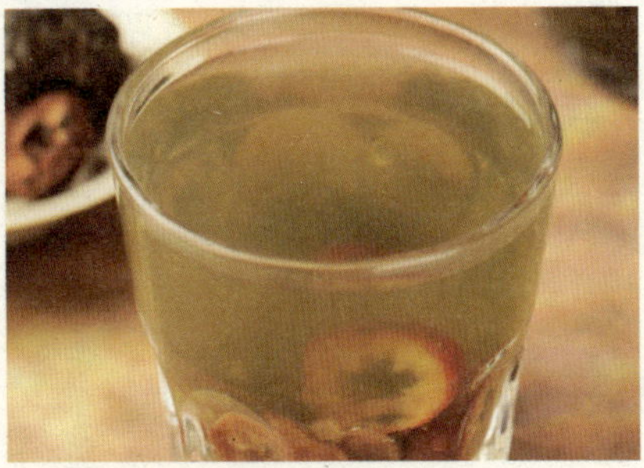

山楂乌梅甘草茶

| 原料 |

乌梅 40 克，干山楂 20 克，甘草 10 克

| 冲泡方法 |

1. 砂锅中注入适量清水，用大火烧开，放入洗净的乌梅、干山楂、甘草。

2. 盖上盖，用小火煮约 20 分钟，至药材溶出有效成分。

3. 揭盖，搅拌片刻，关火后盛出煮好的药茶，装入茶杯中，趁热饮用即可。

| 养生功效 |

山楂含有槲皮素、金丝桃苷、绿原酸、山楂酸、柠檬酸、苦杏仁苷等成分，搭配乌梅、甘草制成药茶，具有抗菌作用，还有补脾益气、清热解毒等功效。

疏肝利胆

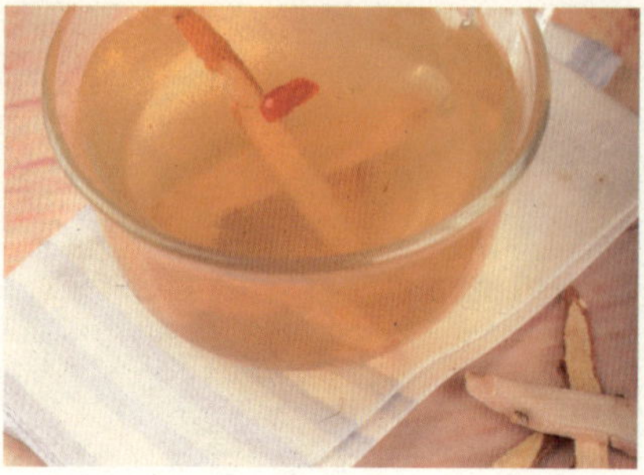

养血柔肝茶

原料

白芍 15 克，甘草 8 克

冲泡方法

1. 砂锅注入适量清水烧开，倒入准备好的白芍和甘草。

2. 加盖，小火煮 10 分钟至药材的有效成分溶出。

3. 搅拌片刻，把煮好的药茶盛出，装入杯中即可。

养生功效

甘草含有的甘草甜素对有毒物质有吸附作用，其水解产物能与有毒物质结合，破坏其毒性。甘草搭配白芍制成药茶，有柔肝止痛、祛痰止咳、养血补虚等功效。

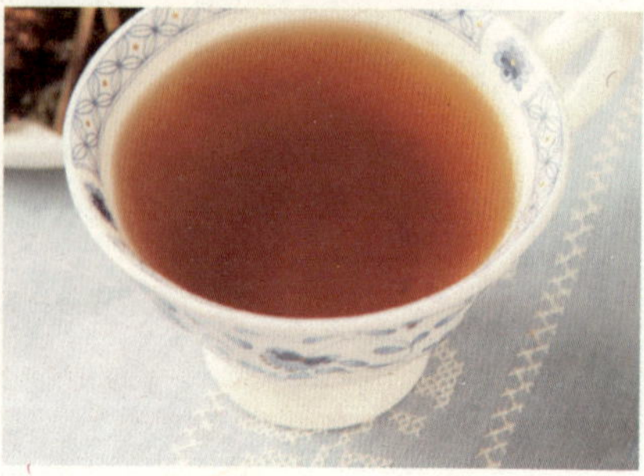

夏枯草蒲公英茶

原料

夏枯草 7 克，蒲公英 5 克

冲泡方法

1. 砂锅中注入适量清水烧热，倒入夏枯草、蒲公英，拌匀。

2. 盖上盖，烧开后用小火煮约 20 分钟，至药材溶出有效成分。

3. 揭开盖，关火后盛出煮好的药茶，滤入杯中，趁热饮用即可。

养生功效

夏枯草含有维生素 C、维生素 K、胡萝卜素、鞣质、挥发油、生物碱等成分本药茶，具有清肝散结、降血压、抗菌等功效。